Ayurveda Massage

Das Handbuch
für die Selbstbehandlung

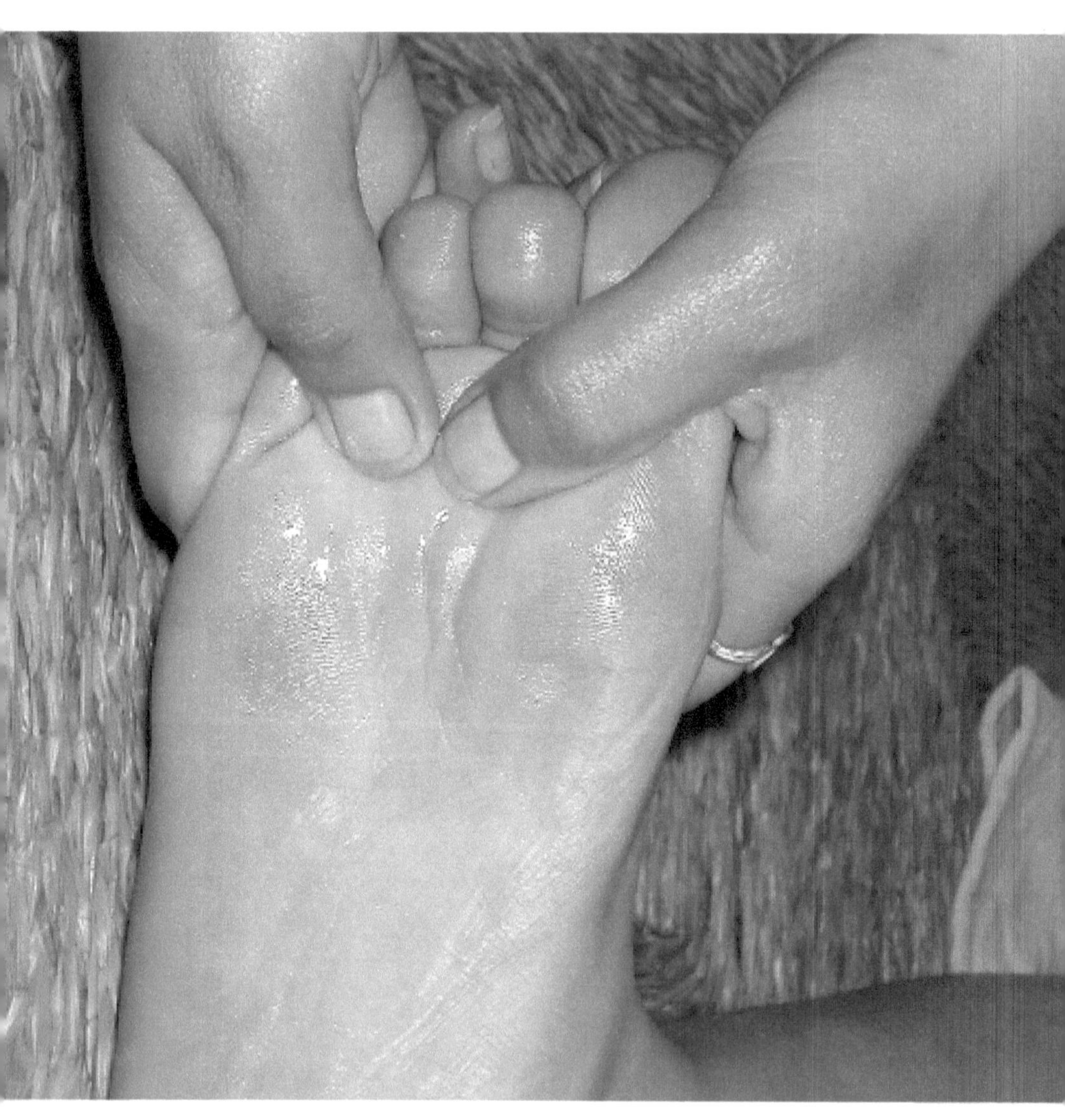

Öl- und Druckanwendung erweckt den ganzen Körper

Dr. Vinod Verma

Ayurveda Massage

Das Handbuch
für die Selbstbehandlung

Aus der englischen Originalversion
übersetzt von Dr. Rajele Jain

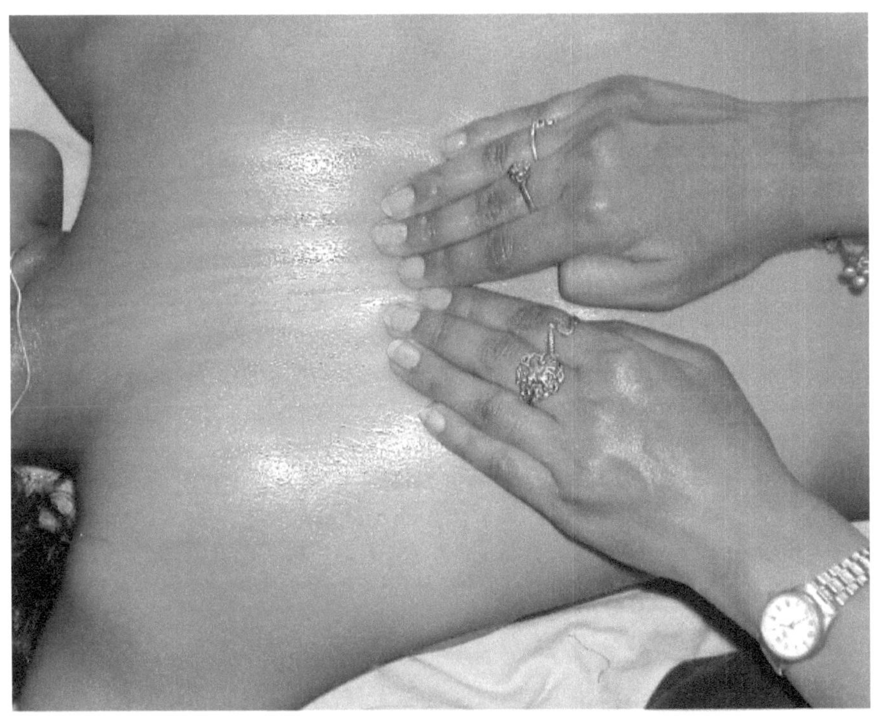

Gayatri Books International

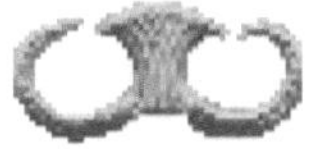

Erste Auflage: 2011
Deutsche Übersetzung der überarbeiteten Auflage: Copyright © Dr. Vinod Verma 2013
Deutsche Ausgabe © 2018

Herausgegeben von Gayatri Books International, Himalayan Centre, Village Astal, Dunda, Uttarkashi-249151, Uttarakhanda, India. Diese Adresse ist Gerichtsstandort.

Informieren Sie sich auf der Webseite von Dr. Vinod Verma unter www.ayurvedavv.com und www.books.drvinodverma.com über ihre weiteren Veröffentlichungen und Aktivitäten wie Seminare, Vorlesungen, Beratungen usw. Weitere Informationen finden Sie auf den letzten Seiten dieses Buches.

Fotografien: die Autorin
Buchlayout: Rajele Jain

ISBN-13: 978-1981695072
ISBN-10: 1981695079

Widmung

Dieses Buch ist meiner Großmutter und allen anderen Lehrern gewidmet, die ich vom Himalaya bis Bali kennen lernen durfte. Besonders möchte ich Shree Devraj ji erwähnen, der selbstlos der Menschheit diente und mich Nachsicht und Grosszügigkeit lehrte.

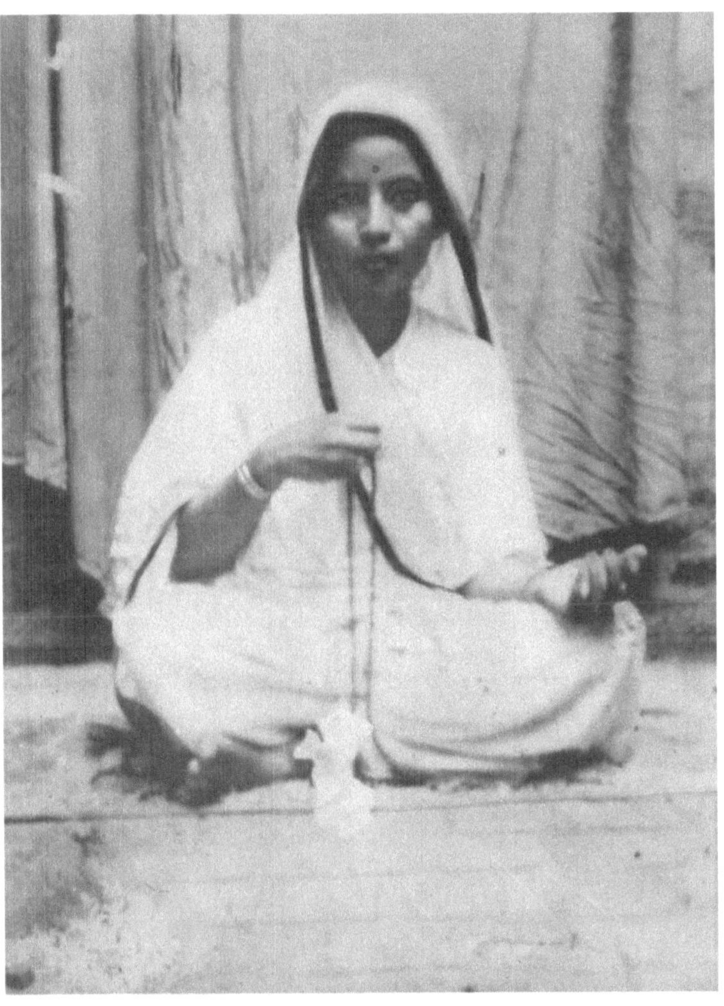

Meine Grossmutter: die Heilerin

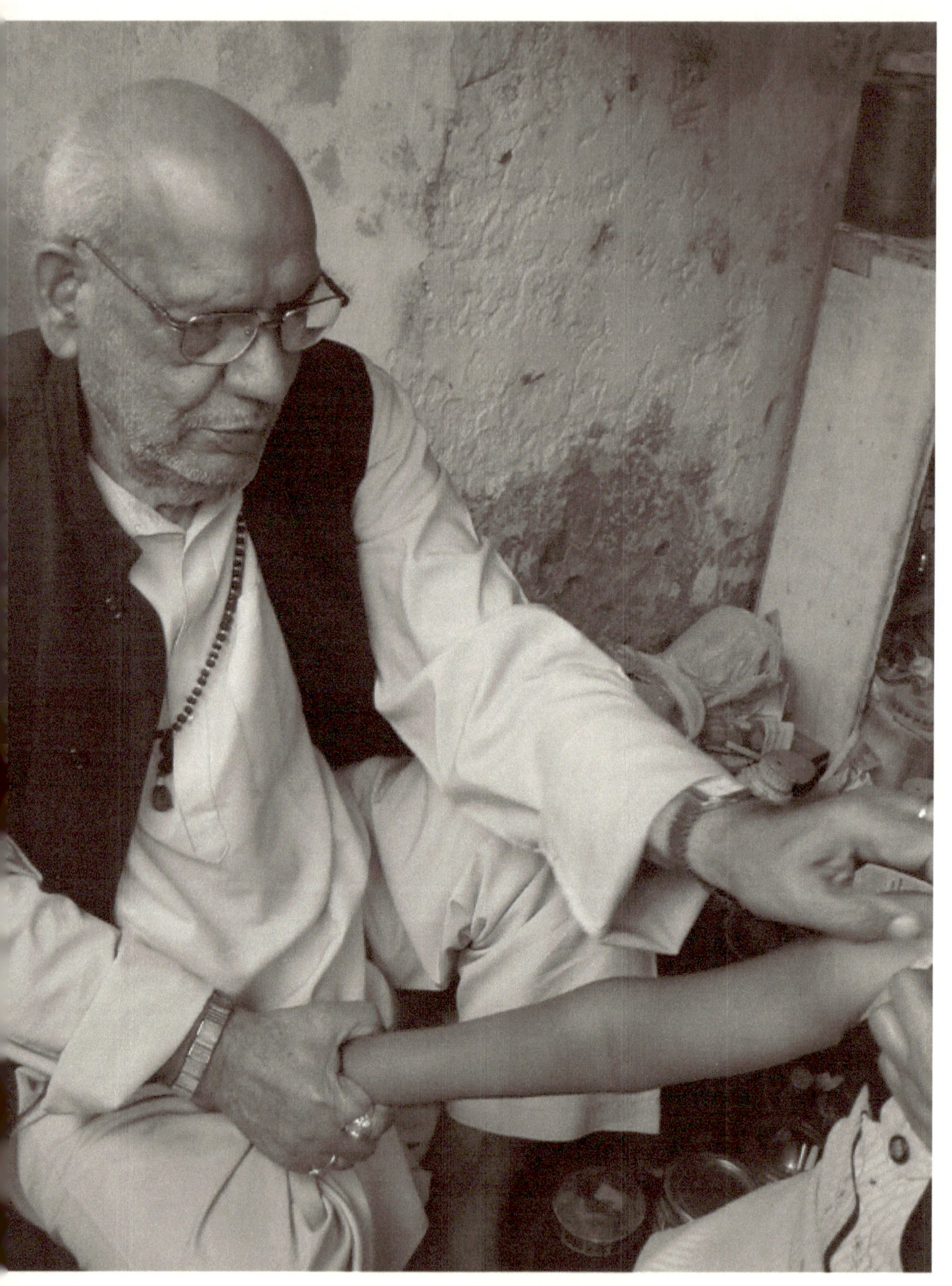

Shree Devraj ji – das Unheilbare heilend

Inhalt

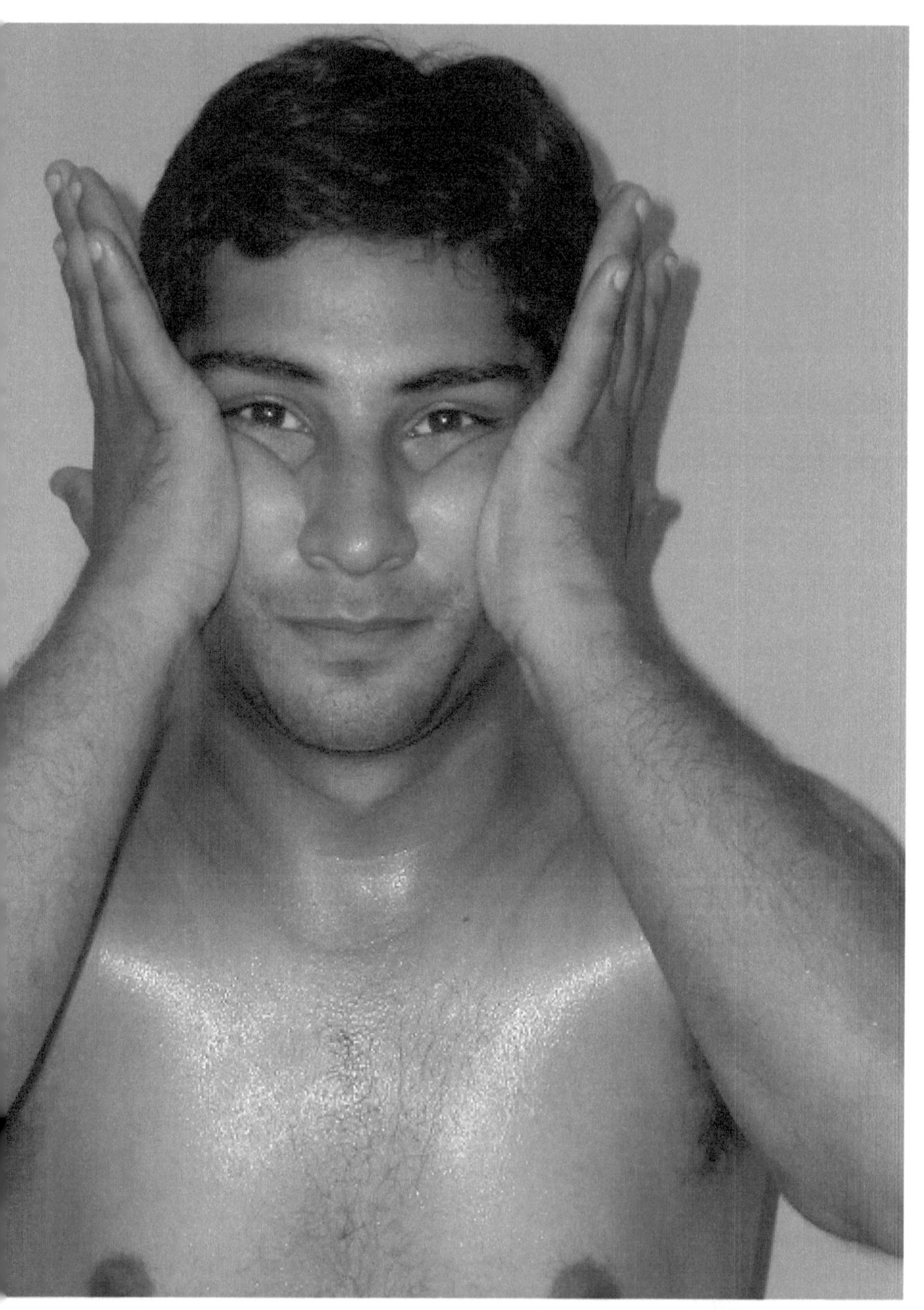

Gesichtsmassage zur Steigerung der Schönheit

Vorwort

Seit vedischer Zeit sind in Indien verschiedene Arten der Massage, mit Kneten und Drehen, als Heiltradition weitverbreitet. Abgesehen von der Heilung wurde eine regelmäßige Ölmassage auch dafür genutzt, den Körper zu stärken und ihn gegenüber Schocks widerständiger zu machen. Ebenso wie es notwendig ist, Fette zu essen, um den Körper zu nähren, so ist eine Verpflegung durch die Haut absolut notwendig, um den Körper vor der äußeren Umwelt zu schützen und die Muskeln und Knochen zu stärken. Auf den nachfolgenden Seiten werde ich aus der über 2600 Jahre alten medizinischen Literatur Indiens zur Bedeutung der Ölmassage zitieren.

Verschiedenartige Massagetechniken für Gesundheit und zur Heilung sind ein bedeutender Teil der medizinisch-kulturellen Tradition Indiens. Diese Techniken sind nicht in der klassischen, antiken Literatur niedergeschrieben, sondern sind Bestandteil des traditionellen indischen Lebens. Ich habe diese Praktiken teilweise von meiner Großmutter gelernt, zum größten Teil aber durch meine Erforschung des lebendigen Brauchtums in Indien. So habe ich mich bemüht, verschiedenste Techniken zusammenzutragen, die mit den älteren Frauen und Männern, welche auf erstaunlichste Art mit ihren Händen heilen, fortbestehen konnten. Die vedischen Massagetechniken sind nicht auf Indien beschränkt, sondern auch in Thailand und Bali weitverbreitet. Gerade in diesen beiden Ländern fand ich die oft älteren, weisen Masseur/-innen, die zu meinem Erstaunen ähnliche Techniken wie meine Großmutter verwendeten. Ich hatte einige beeindruckende und dramatische, persönliche Erfahrungen mit Heilung, oder wie ich es nennen würde, damit, ausschließlich mit Massage den Körper wieder in Gang zu

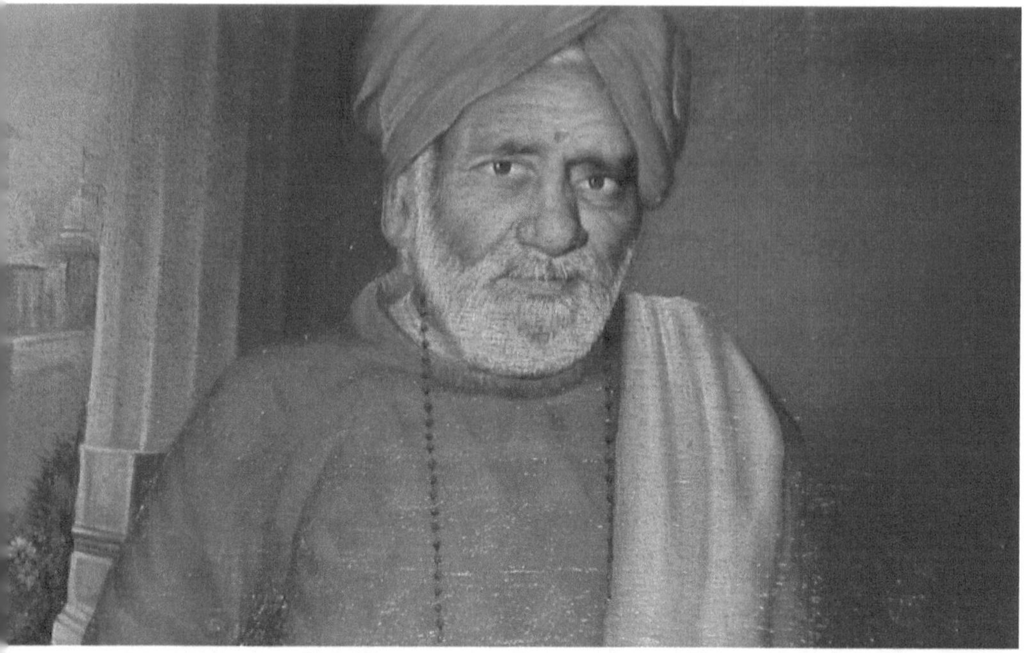

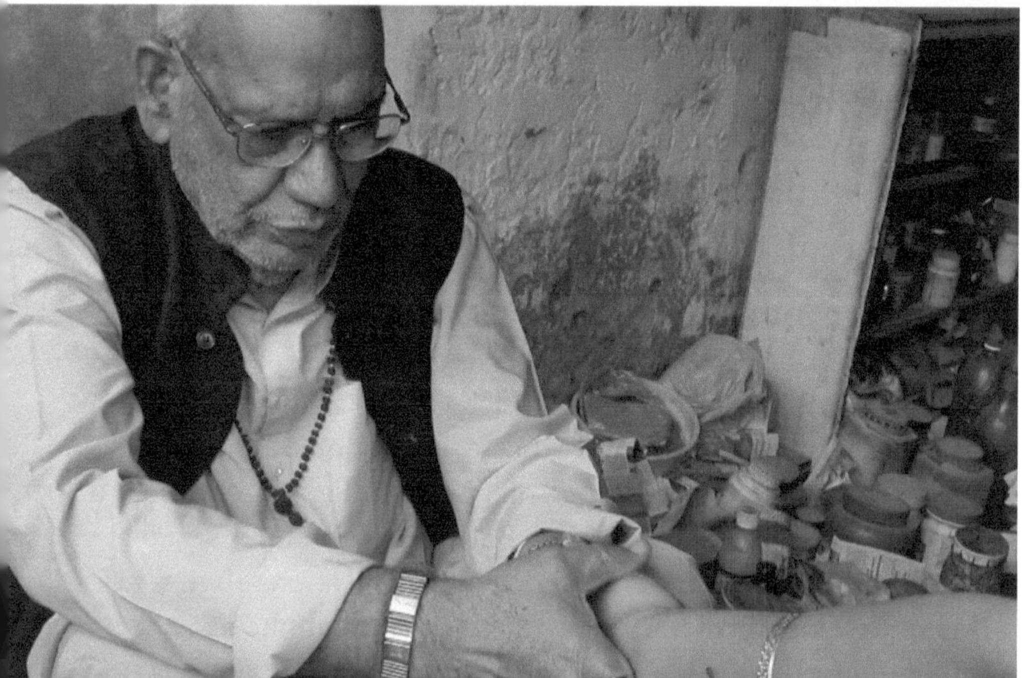

Der Yogi Guru

bringen. So wurde ein stechender Schmerz in meiner rechten Fußsohle eindrucksvoll in Vat Po in Bangkok geheilt, ohne dass die Masseurin das betroffene Körperteil überhaupt berührte.

Dieses Buch ist ein Handbuch zur Massage-Selbsthilfe. Sein Ziel ist es, sich bewusst zu werden, was Ayurveda-Massage ist, und sie selbst zu erlernen. Die einfache Methode der geläufigen sanften Massage, die in Indien seit Jahrtausenden praktiziert wird, kann der ganzen Welt zugute kommen. Ich habe zu jedem Schritt detaillierte Erklärungen mit entsprechenden Bildern entwickelt, um Ihnen den Eindruck zu vermitteln, dass ich Sie persönlich in diese Techniken einführe. Wir bieten außerdem Studien- und Trainingskurse für die Ausbildung zum/r Ayurveda-Masseur/-in an.

In der Ayurveda-Massage wenden wir auf spezifische Stellen erst Druck an, nachdem der Körper geölt worden ist. Druck auf einen trockenen Körper anzuwenden ist nicht empfehlenswert. Eine Ölbehandlung dient der Vorbereitung, Ihre subtile und schlafende Energie zu erwecken. Es gibt Pressmethoden wie Akupressur oder ähnliche Techniken, die direkt, ohne Ölanwendung, durchgeführt werden. Im Lichte der vedischen Weisheit halten wir diese für gewaltsam.

Man macht eine Ölmassage, um den Körper von aussen zu ernähren. Ebenso wie wir verschiedenste Öle und Fette mit unserer Nahrung konsumieren, um alle Elemente der Natur aufzunehmen, brauchen wir unterschiedliche Verpflegungen für die Haut. Sie werden über mannigfaltige Öle unterrichtet, wie auch über Methoden, mit verschiedenen Pflanzenprodukten angereicherte Massageöle herzustellen.

Bitte denken Sie daran, dass Sie zum Erlernen der richtigen Massage auch Ruhe im Geist und Geduld benötigen. Neben der biologischen wohltuenden Wirkung des Öls ist Massage auch ein Austausch von Energie, der die Öffnung

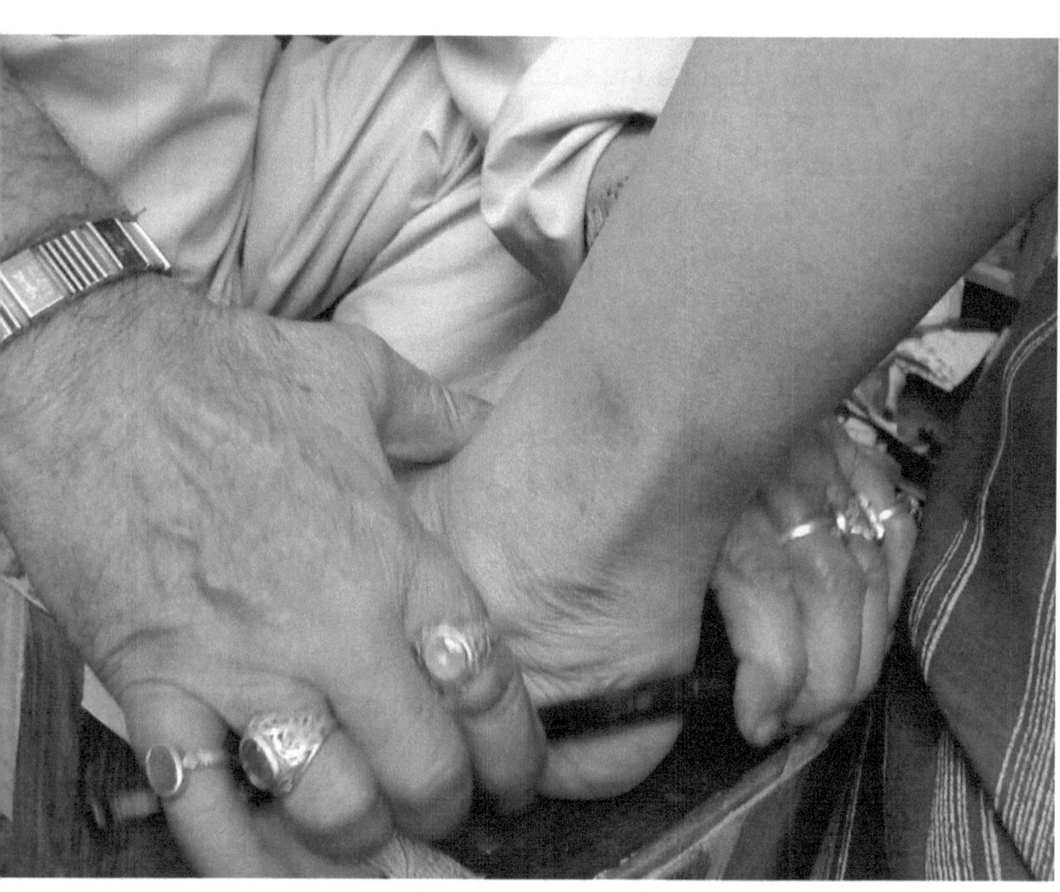

Eine andere Technik der ayurvedischen
Druckmassage zur Heilung

der srotas, der Energiekanäle, fördert. Sie weckt unseren feinstofflichen Körper und ermöglicht uns, den Überschuss von in uns versteckter Energie zu nutzen.

Dies ist ein genuines Buch, um praktisches und authentisches Wissen über Ayurveda-Massage zu vermitteln. Es ist irritierend, in den meisten Massagebüchern als Mittel der Verkaufsförderung Bilder von nackten Frauen zu finden. Massage ist für Männer und Kinder ebenso wichtig. Heilmassage ist gleichermaßen bedeutend wie andere Medizin, um Menschen von Leiden zu befreien. Natürlich ist dies nur ein Buch über Massage, und doch gibt es Heiler, die damit Wunder tun. Einmal, in einem Flug von München nach Delhi, saß neben mir eine Person, die mir eine Geschichte über einen unglaublichen Massage-Heiler erzählte, zu dem sie in einem Rollstuhl gekommen war, und den sie, nach einer Behandlung der Ayurveda-Druckpunkte, gehend wieder verließ. Ich fragte nach der Adresse dieses Heilers und suchte ihn, ungefähr 70 km von Delhi entfernt, auf. Es war ein pensionierter Juwelier, dessen Söhne das Familiengeschäft übernommen hatten. Er hatte die Techniken von einem Yogi gelernt und war zudem von dem Yogi dafür gesegnet worden, zu heilen. Er machte seine Heilmassage ohne Bezahlung und mit dem Ziel, Menschen von ihren Leiden zu befreien. Ich begann von ihm zu lernen und erlebte in seiner Praxis einige außergewöhnliche Momente von Heilung.

Diejenigen unter Ihnen, die sich weniger für Selbstmassage oder Familienmassage interessieren, sondern eher selbst professionell massiert werden möchten, werden dieses Buch nützlich finden, um authentische Massage erkennen zu können. Seien Sie gewahr, dass es viele auf dem Ayurveda-Markt gibt, die eher wenig Wissen besitzen.

Die Grundtechniken, die in diesem Buch beschrieben

sind, gelten für gesunde Männer und Frauen sowie Kinder, die älter als neun Jahre sind. Bei kleinen Kindern und Babys kann man nur sehr sanften Druck anwenden. Sie empfinden normalerweise keinen Schmerz an den Druckpunkten, weil sie ihre natürliche Balance noch besitzen. Ich habe hier auch einfache Methoden für die Babymassage beschrieben.

Lebensqualität ist wichtiger als Lebensdauer. Osteoporose, Arteriesklerose, schmerzhafte Knie und viele andere, altersbedingten Behinderungen nach oder um das 70. Lebensjahr herum bringen nur Schmerz und Leiden. Ich wiederhole daher hier meinen eigenen Satz aus meinem ersten Buch über Ayurveda aus dem Jahr 1990:

WERDEN SIE ALT UND WEISE UND NICHT ALT UND SENIL.

Vinod Verma
August 2009

Ein Wort zur aktuellen deutschen Ausgabe

Die meisten meiner Bücher sind gleichzeitig in deutscher und englischer Sprache erschienen. Jedoch wurden das vorliegende Buch und das Buch über Vedische Nummerologie nicht in deutscher Sprache veröffentlicht, da, wie mir mein Verleger und mehrere andere Verlage sagten, der Markt mit diesen beiden Themen überflutet sei. Studenten und Leser im deutschsprachigen Raum waren nicht glücklich darüber, auf Englisch lesen zu müssen. Ich bin daher Dr. Rajele Jain dankbar, die diese Bücher schätzt und anbot, sie zu übersetzen. Ich habe leider keine Möglichkeit, diese Bücher in Deutschland zu vertreiben, da sie in den USA gedruckt werden. So bitte ich die Leser, wenn Ihnen diese beiden Bücher gefallen, sie in Ihrer Umgebung zu bewerben. Sie werden nicht im Buchhandel, sondern auf www.amazon. com erhältlich sein und nach Deutschland, der Schweiz und Österreich relativ schnell geliefert.

Vielen Dank an alle meine deutschsprachigen Leser für ihre Ermutigung und Unterstützung seit 1988, als mein erstes Buch auf Deutsch „Natürlich leben mit Yoga" veröffentlicht wurde. Dies ist jetzt drei Jahrzehnte her, und ich habe seitdem 27 Bücher veröffentlicht. Meine Inspiration entspringt der Begeisterung, mit der die authentische vedische Weisheit in Deutschland, Österreich und der Schweiz empfangen wird. Ich möchte meinen Studenten, Lesern und Verlegern meinen Dank aussprechen.

Vinod Verma, Dezember 2017

www.ayurvedavv.com
https://www.facebook.com/vinod.verma.351
https://www.facebook.com/AyurvedaBooks/

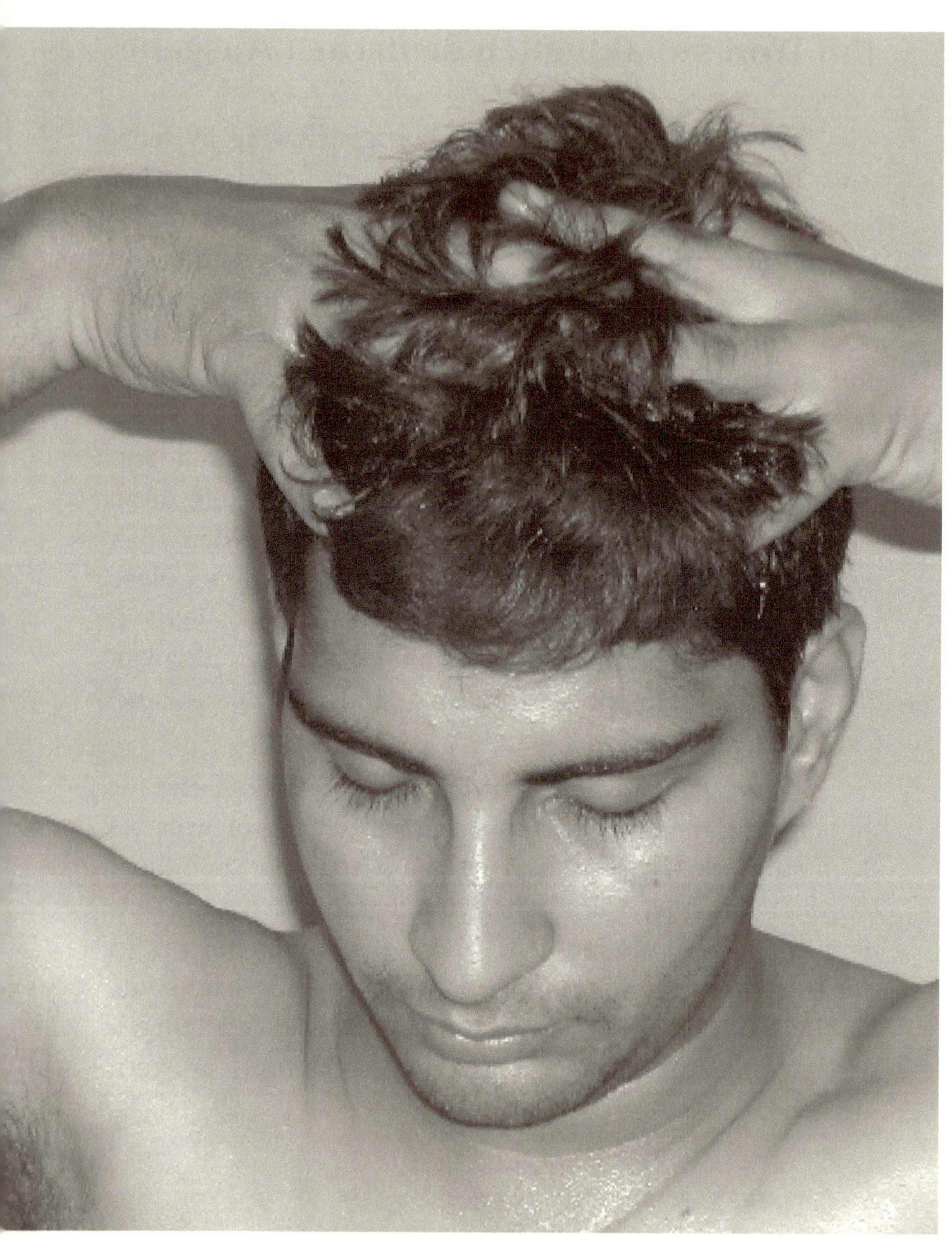

Champi oder Kopfmassage zur Kühlung

Die alten Schriften zur Massage und der Bedeutung der Körperölung

Im Folgenden finden Sie einige Sätze von Charaka Samhita, welche zwischen 600 und 700 v. Chr. geschrieben wurden, und die Ihnen eine Vorstellung von der Bedeutung von Massage vermitteln, wie sie in der alten Weisheit des Ayurveda formuliert ist.

Wie ein Krug durch Befeuchten und eine Radachse durch Fetten stabil und erschütterungsresistent werden, so wird der Körper durch Ölanwendung fest, von geschmeidiger Haut, frei von vata-Störungen und widerstandsfähig für physische Übungen und Anstrengungen.

Vayu (vata) ist in den Tastorganen vorherrschend, die in der Haut ansässig sind. So also ist eine Ölanwendung das wohltuendste für die Haut und sollte regelmäßig durchgeführt werden.

Diejenigen, die regelmäßig Öl für ihren Körper gebrauchen, werden von zufälligen Verletzungen oder anstrengender Arbeit nicht allzu sehr in Mitleidenschaft gezogen. Durch tägliche Körperölung wird eine Person mit einer angenehmen Note und gepflegten Körperteilen ausgestattet, wirkt sehr anziehend und ist weniger altersanfällig.

Den Körper (mit Öl) einzureiben, lindert üblen Geruch, Schwere, Benommenheit, Juckreiz, Schmutz, Appetitlosigkeit und überhöhtes Schwitzen.

Charaka beschreibt im weiteren verschiedenste Vorteile der Ölsättigung diverser Körperteile.

Kopf

Der, der seinen Kopf mit fetthaltigen Substanzen verpflegt, wird nicht unter Kopfschmerzen, Haarausfall, Glatzköpfigkeit oder Ergrauen leiden. Ein regelmäßiger Ölauftrag auf den Kopf stärkt die Haarwurzeln und lässt das Haar wachsen, glänzen, und die Kopfhaut wird gestärkt. Die Sinne werden gestärkt; man kann tief schlafen und fühlt sich glücklich. Das Gesicht wird heiter und bekommt einen angenehmen Schimmer.

Ohren

Vata-bedingte Ohrkrankheiten, Nacken und Kiefersteife, Hörschwierigkeiten und Taubheit treten nicht auf, wenn man seine Ohren täglich ölt.

Füße

Durch Ölanwendung auf die Füße werden Rauhheit, Steifheit, Derbheit, Ermattung und Taubheit der Füße gemildert. Sehkraft wird gefördert und vata befriedet. Eine regelmäßige Fußmassage schützt vor Ischiassyndrom, Sohlenbrüche, Verengungen der Venen und Bänder.

Ayurvedische Massage und Öle

Ayurveda ist die Wissenschaft von der Gesundheit und des Heilens aus dem antiken Indien. Gesundheit meint hier nicht nur die Abwesenheit von Krankheit, sondern auch einen Zustand des absoluten Wohlbefindens mit einer glücklichen und zufriedenen Gemütsverfassung. Die Medizingeschichte hat erwiesen, dass Ayurveda die Mutter der Medizin darstellt und die Grundlage für die anderen Medizinsysteme bildet. Im Laufe der Jahrhunderte blieb die ayurvedische Weisheit nicht statisch und begrenzt auf das, was uns die antiken Weisen hinterlassen haben. Sie wurde einer konstanten Entwicklung unterzogen. In Nordindien, im Himalaya und am Ufer des Ganges entsprungen, wanderte sie allmählich südlich bis Sri Lanka, Bali und Thailand sowie andere Teile Indiens. Die Prinzipien von Ayurveda stehen außerhalb von Zeit und Raum und bleiben durch die Jahrhunderte hindurch unverändert. Aber der Lebensstil, das Essen und die Medizin sind zeit- und raumgebunden. Aus diesem Grunde haben sie sich auch in Abhängigkeit der verschiedenen Orte und innerhalb unterschiedlicher Epochen gewandelt. Zudem wurde lokales, volkstümliches Wissen an den verschiedenen Plätzen dieser Welt mit der klassischen Weisheit des Ayurveda verbunden. Große Bereicherung erfuhren therapeutische Massagen in Südindien, besonders in Kerala. Shirodhara oder der Ölfluß auf die Stirn stammt aus Kerala. In der Massagetechnik von Kerala fließt eine Menge Öl über den Körper, während in der gegenwärtigen klassischen Ayurveda-Heilmassage nur soviel Öl verwendet wird, wie es der Körper aufnehmen kann.

Lassen mich Ihnen ein weiteres Beispiel für Entwicklung im Kontext von Massagen geben. In diesem Buch stelle ich das gestreute Wissen mit einigen meiner eigenen Zusätze zusammen in dem Bestreben, die Weisheit der volkstümlichen und oralen Tradition zur Massage zu standardisieren und systematisieren. Beispielsweise wurden wir in unserer Kindheit immer angehalten, mit dem Finger etwas Öl in den Bauchnabel zu reiben. Uns wurde gesagt, dass dies die Ölung des ganzen Körpers bewirke. Von shirodhara inspiriert zeigte ich dieses Nabel-Ölbad (*nabhi snanam*), indem ich Öl auf diesen Punkt fliessen ließ, und beschrieb dies in meinem Buch über Schönheit, das 2003 veröffentlicht wurde. Ebenso lehrte ich diese Methode in meinen Seminaren. Zwei deutsche Autoren übernahmen diese Idee in ihr Buch über Massage mit einem Foto davon als Titelbild des Buches (natürlich ohne mein Buch zu erwähnen!). Schrittweise wird so diese neue Hinzufügung zur Massagetherapie Teil der ayurvedischen Tradition. Der Tag wird kommen, wenn Spas dies anbieten. Die Methode wird in diesem Buch an späterer Stelle beschrieben, zusammen mit weiteren Erklärungen zu der aus dem Yoga stammenden Begründung, warum man sich auf diesen Energiepunkt konzentrieren sollte (*Nabhi Chakra*).

Vielfalt in der Massage

Es gibt viele verschiedene Massagearten in der ayurvedischen Literatur wie auch in der lebendigen Tradition Indiens. Massage ist Teil der Familientradition, bei der man sich gegenseitig unterstützt, Entspannung zu finden, sich von Verspannungen zu befreien und den Körper zu stärken[1]. Es existieren verschiedene Sorten von Druck- und Ölmassagen, die angewendet werden, um verschiedenste Schmerzen wie Kopfweh, Bein-, Schulter- und Nackenschmerzen und andere zu beheben. Druckmassage heisst *anga mardanam*, und es gibt in dieser Kategorie zwei verschiedene Arten. Die erste wird in der Kleidung angewendet, indem man alle

Körperteile auf eine sehr spezielle Weise drückt und dreht. Die zweite Methode besteht aus Druck nach Einölung. Ölanwendung vom Kopf bis zum Zeh wird für die Körperkraft, Geschmeidigkeit, Schönheit und Ausdauer eingesetzt, und wird in Ayurveda als *sneham* bezeichnet. Das Wort *sneham* bedeutet auch Zuneigung. Der Auftrag von fetthaltigen Substanzen auf den Körper durch wiederholte Massagebewegungen nennt man *abhiyanga*. Das Wesen des *abhiyanga* ist die Absorption von Öl durch die Haut, um Muskeln und Knochen zu kräftigen und eine Person widerstandsfähig gegen Schocks zu machen. Die Bedeutung von *abhiyanga* in den Schriften wurde bereits zuvor beschrieben.

Heilmassage, so wie sie in diesem Buch erklärt ist, ist nicht einfach *abhiyanga*, sondern eine spezifische Methode, um verschiedenste Gesundheitsprobleme zu beheben sowie Energieblockaden des Körpers aufzulösen, indem nach *abhiyanga* bestimmte Körperpunkte gedrückt werden. Diese Massage findet sich nicht in den Schriften, sondern ist Teil der Lebenskultur in Indien und einigen anderen Ländern Südostasiens. Es ist außerdem eine diagnostische Massage, die Blockaden aufzudecken hilft. Um dies zu erreichen, muss man die Massage über mehrere Tage wiederholen.

Eine grundlegende Kenntnis von Ayurveda ist notwendig, um diese Art von Massage vernünftig zu erlernen. Um jedoch ein/e Massageur/in zu werden, muss man gründliches Wissen sowie viel praktische Erfahrung mit Ayurveda erwerben., da es sich hier um Heilmassage und nicht nur um Ölanwendung handelt. Beim Heilen begegnen einem vielfältige Situationen mit unterschiedlichsten Menschen, und man benötigt Wissen und Erfahrung, um damit umgehen zu können.

Der Unterschied zwischen westlicher und ayurvedischer Massage

Es existieren technische Unterschiede zwischen der ayurvedischen Heilmassage und der üblichen Massage des Westens. Das Wichtigste bei der ayurvedischen Massage ist, dass sich der/die Masseur/in in einem friedvollen Gemütszustand befindet. Ayurvedische Massage ist keine rein mechanische Massage, sondern wir halten sie für den Austausch von Energie zwischen zwei Individuen. Eine nervöse, hektische oder ruhelose Gemütsverfassung seitens des/der Masseur/in kann negative Energie an den Behandelten weitergeben. Deswegen müssen Sie, bevor Sie eine Massage geben, ein wenig *pranayama* oder Konzentrationspraktik (wie Meditation) oder eine andere Methode, die Sie beherrschen, anwenden, um Stille im Geist zu erreichen.

In diesem Buch erlernen Sie ausführliche Massage, die sich auf jeden einzelnen Körperteil und zahlreiche Energiepunkte bezieht. In vielen dieser Körperteile wie Hände, Füße und Ohren werden Sie verschiedene Energiepunkte kennenlernen, die den ganzen Körper repräsentieren. Manche Leute nennen eine solche Massage gerne *marma*-Massage. Technisch gesehen ist dies falsch, da *marmas* sehr spezifische Punkte des physischen Körpers sind, die hypersensibel sind und weder verletzt werden dürfen noch ihnen Schmerzen zugefügt. Ein Chirurg muss über ein sehr gutes Wissen zu den *marmas* verfügen, die, 107 an der Zahl, bei Verletzung oder Schmerzenszufügung sogar zum Tod führen können. Sushruta, der Gründungsvater der Chirurgie in der Welt (600 v. Chr.), studierte als erster die *marmas*[2] und definierte sie wie folgt:

"*Marmas* sind die Punkte, an denen Muskeln, Blutgefäße, Nerven, Knochen und Bänder zusammenkommen. Diese Punkte besitzen auch prana in erhöhter Konzentration. Werden diese Punkte angegriffen, auf die eine oder andere Weise, werden die Funktionen der Sinnesorgane wie Sprache, Tastsinn, Sehen etc. gestört. Auch die Geistesverfassung wird verändert und Symptome wie Vergesslichkeit, Bedauern, Depression, Fallsucht etc. tauchen auf."[3]

Aus diesem Grund ist es also vorteilhaft, *abhiyanga* sanft an den *marma*-Punkten anzuwenden und daran zu denken, diese Punkte nicht zu quetschen. Das heisst auch, dass die Energiepunkte, die in der in diesem Buch beschriebenen Heilmassage gedrückt werden können, nicht die *marmas* sind. Sie können allerdings manchmal in ihrer Nähe lokalisiert sein. Aus diesem Grund sind die Photos zu jedem Schritt hier wichtig, damit Sie nicht die *marmas* beschädigen, indem Sie an falscher Stelle drücken. Es ist allgemein bekannt, dass ein/e Masseur/in ohne entsprechendes Wissen Menschen bewegungsunfähig machen kann, wenn sie auf die falschen Punkte bzw. die *marmas* Druck anwendet.

Die Heilmassage, die hier beschrieben wird, ist umso mehr besonders, als sie auch die grossen konzentrischen Energiekreise oder *Chakren* beachtet, und so den subtilen Körper miteinbezieht. Ayurvedische Massage ist nicht nur für den physiologischen Körper bestimmt, sondern ebenfalls für den subtilen, also die tieferen Ebenen Ihres Seins.

Massageöle

Für Massage oder Ölbehandlung des Körpers werden Sesam-, Kokosnuss- und Olivenöl empfohlen. *Ghee* bzw. geklärte Butter (Butterschmalz) besitzt enorme Qualitäten, um die Haut weich und schön zu machen. *Ghee* sollte bei Babys angewendet werden. Es wird empfohlen, zwischen den Ölen zu wechseln, um Ihren Körper gut zu verpflegen. Sesam- und Olivenöl sind dick und sollten daher zunächst bei hoher Temperatur erhitzt und dann für die Massage aufbewahrt werden.

Für *champi*, die Kopfmassage, sollte man zu gleichen Teilen Koskosnuss- und Sesamöl mischen (nachdem sie durch Erhitzen verdünnt worden sind). Man sollte immer warmes Öl auf den Körper auftragen, nur bei der Kopfmassage Öl mit Raumtemperatur.

Neben den oben genannten Basisölen können Sie auch Kräuteröle herstellen, um die Haut und die Kopfhaut zu pflegen.[4] Massageöl für den Kopf verhilft zu gesundem und schönen Haar. Es gibt viele Rezepte, um Körpermassageöle herzustellen, und ich werde im Folgenden einige beschreiben, deren Zutaten Sie auch ausserhalb Indiens finden können. Lassen Sie mich die Logik erklären, die hinter der Herstellung von Massageöl steht. Wir brauchen Substanzen, die die drei prinzipiellen Energien des Körpers, *vata*, *pitta* und *kapha*, ausbalancieren. Darüberhinaus brauchen wir Präparate mit antiseptischen und antiviralen Qualitäten. Drittens benötigen wir einige Kräuter, die die Haut schön und geschmeidig machen. Und schließlich fügen wir etwas hinzu, was ein feines Parfum ergibt. In Ayurveda wird auch das, was wir einatmen, als Ernährung betrachtet, und das hat gute oder schlechte Effekte auf die Nerven. Dies ist die Basis der ayurvedischen Behandlung genannt *nasaya*, bei

der spezifische natürliche Pflanzenextrakte durch die Nase
eingezogen werden, um die Kopfregion zu reinigen sowie
mentale Funktionsstörungen zu behandeln, hier besonders
die *vata*-bedingten nervösen Störungen.

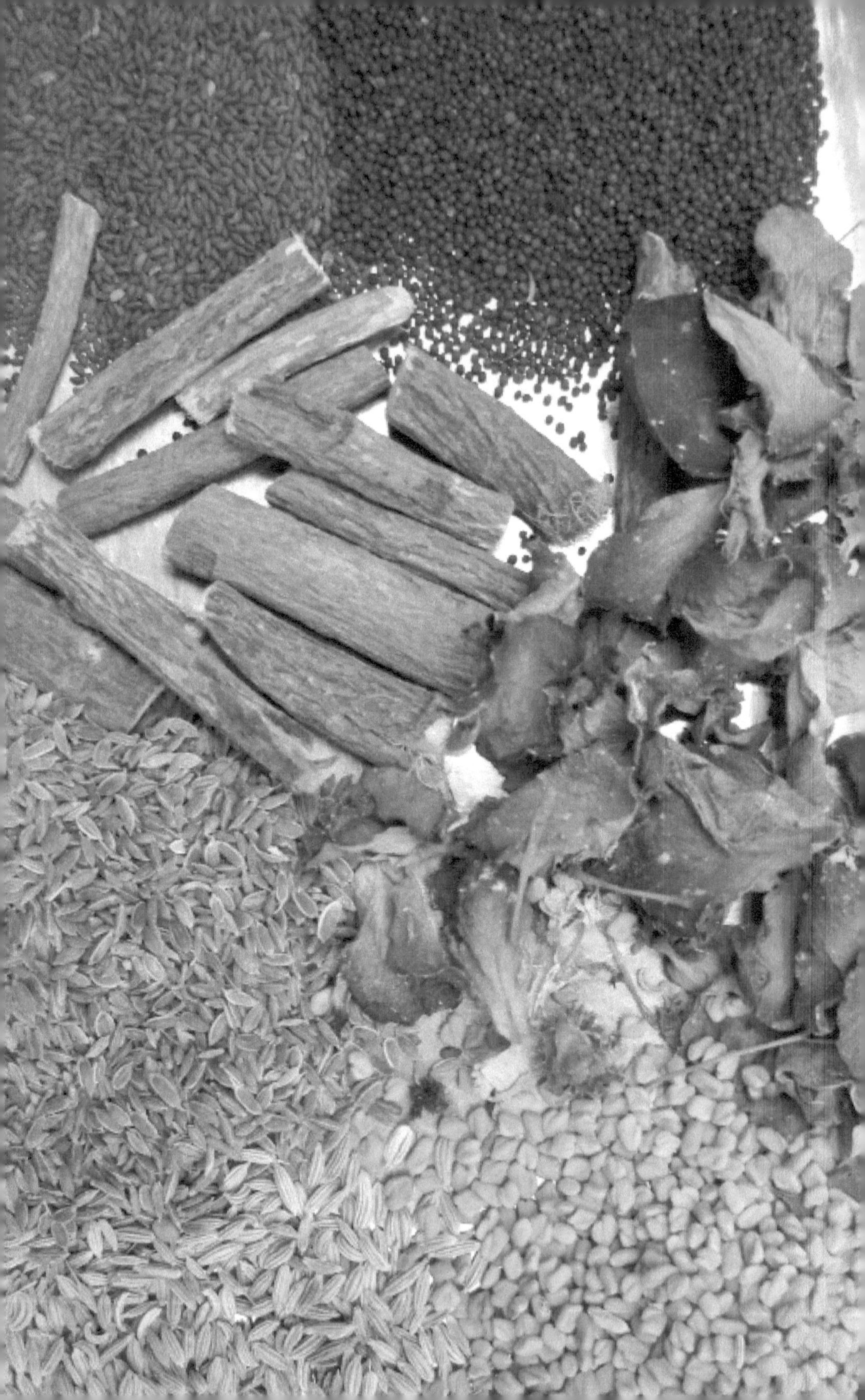

Zubereitung von ayurvedischem Körpermassageöl

Zutaten

Fenchelsamen	25 gr
Senfkörner	25 gr
Kressesamen	25 gr
Süßholz	50 gr
Rosenblätter	25 gr
Triphala[4]	50 gr
Nelken	25 gr
Kamille	25 gr
Sesamöl	1.5 Liter

Zerstossen Sie alle pflanzlichen Zutaten zu einem feinen Pulver. Erhitzen Sie etwas Öl in einem 5-Liter-Topf and warten Sie, bis sich ein leichter Rauch entwickelt. Nehmen Sie den Topf vom Herd und fügen Sie schrittweise die gemahlenen Kräuter zu. Kräuter haben immer etwas Restwasser, darum kocht das Öl über, wenn man sie in heisses Öl gibt. Wenn das Wasser verdampft ist, setzen Sie den Topf für ungefähr 15 Minuten unter ständigem Rühren auf niedrige Hitze. Lassen Sie die Zubereitung über Nacht stehen und filtern Sie sie am nächsten Tag durch ein Baumwolltuch. Wringen Sie alles Öl heraus. Sie werden nur ungefähr 800 ml Öl erhalten, weil der Rest entweder verbrannt oder von den Kräutern aufgesogen ist.

Zubereitung von Öl für
Champi oder Kopfmassage

1. Wie schon oben gesagt, können Sie ein einfaches *Champi*-Öl durch die Mischung von gleichen Teilen Sesam- und Kokosnussöl herstellen. Es ist wichtig, das Sesamöl vor der Massage bei hoher Temperatur erhitzt zu haben. Sie können einen oder einen halben Liter Öl erhitzen und ihn dann für dieses Vorhaben aufbewahren. Wärmen Sie es und fügen das Kokosnussöl hinzu. Kokosnussöl sollte nur erwärmt, nicht erhitzt werden. Unter 25° C erhärtet es.

2. Hier ist ein weiteres Rezept für Champi-Öl mit verschiedenen Kräutern.

Zutaten

Brahmi	50 gr
Fenchelsamen	50 gr
Amala	50 gr
Sandelholzpulver	50 gr
Sesamöl	1 Liter

Pulverisieren Sie *Brahmi*, Fenchelsamen und *Amala*. Erhitzen Sie das Öl in einem 5 Liter Topf. Beginnt das Öl zu rauchen, nehmen Sie es von der Herdplatte und fügen langsam die gemahlenen Kräuter zu, ohne dass das Öl wegen des in den Kräutern enthaltenen Wassers überkocht. Stellen Sie den Topf zurück auf die Platte und lassen Sie das Öl bei geringer Hitze für weitere 15 Minuten sieden. Lassen Sie alles ca. 30 Minuten abkühlen und fügen anschließend das Sandelholzpulver zu. Mischen Sie alles gut und lassen Sie das Öl über Nacht stehen. Filtern Sie es durch ein Baumwolltuch und

versuchen Sie, alles Öl herauszupressen. Sie erhalten ungefähr einen 1/2 Liter *Champi*-Öl.

3. Mandelöl kann auch für *Champi* verwendet werden. Es
dient besonders der Nervenberuhigung. Man kann auch eine
Kombination von Mandelöl und Kürbiskernöl im Verhält-
nis von 3:1 herstellen. Seien Sie vorsichtig, da sich diese Öle
nicht sehr lange Zeit halten. Kaufen Sie kleine Mengen und
achten Sie beim Kauf auf das Haltbarkeitsdatum.

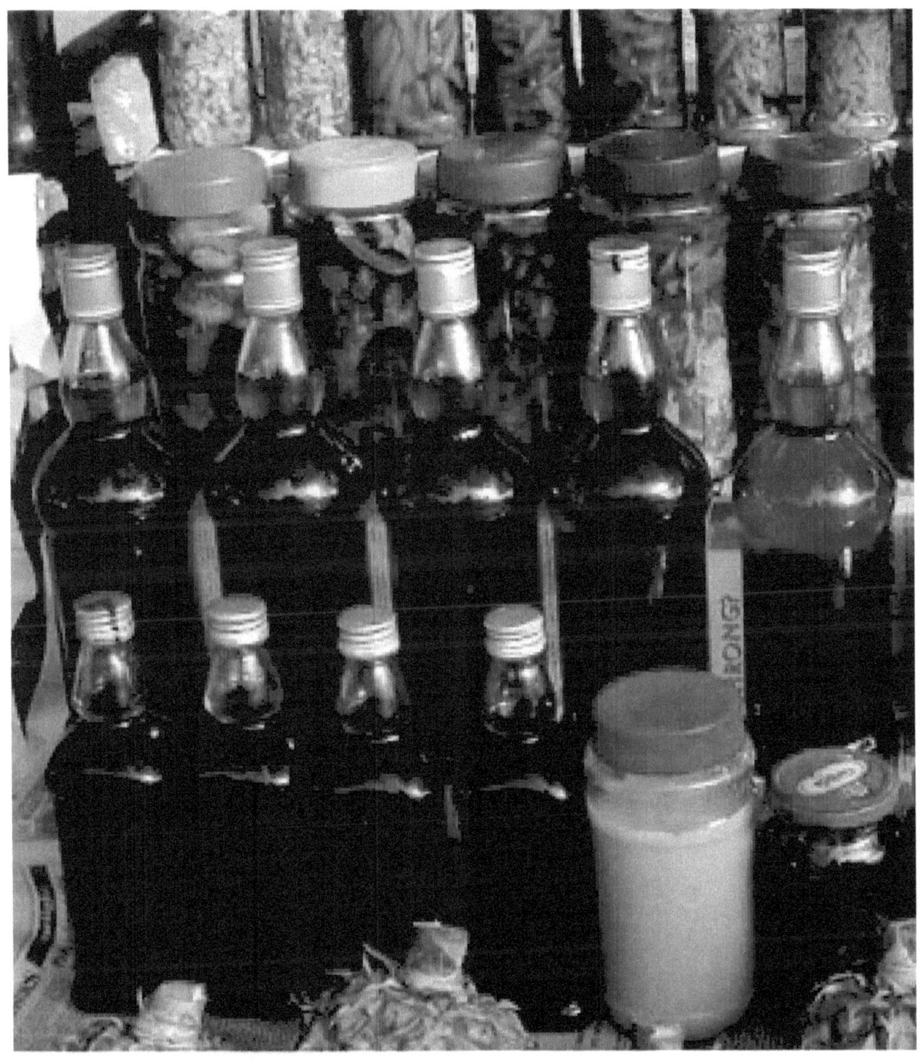

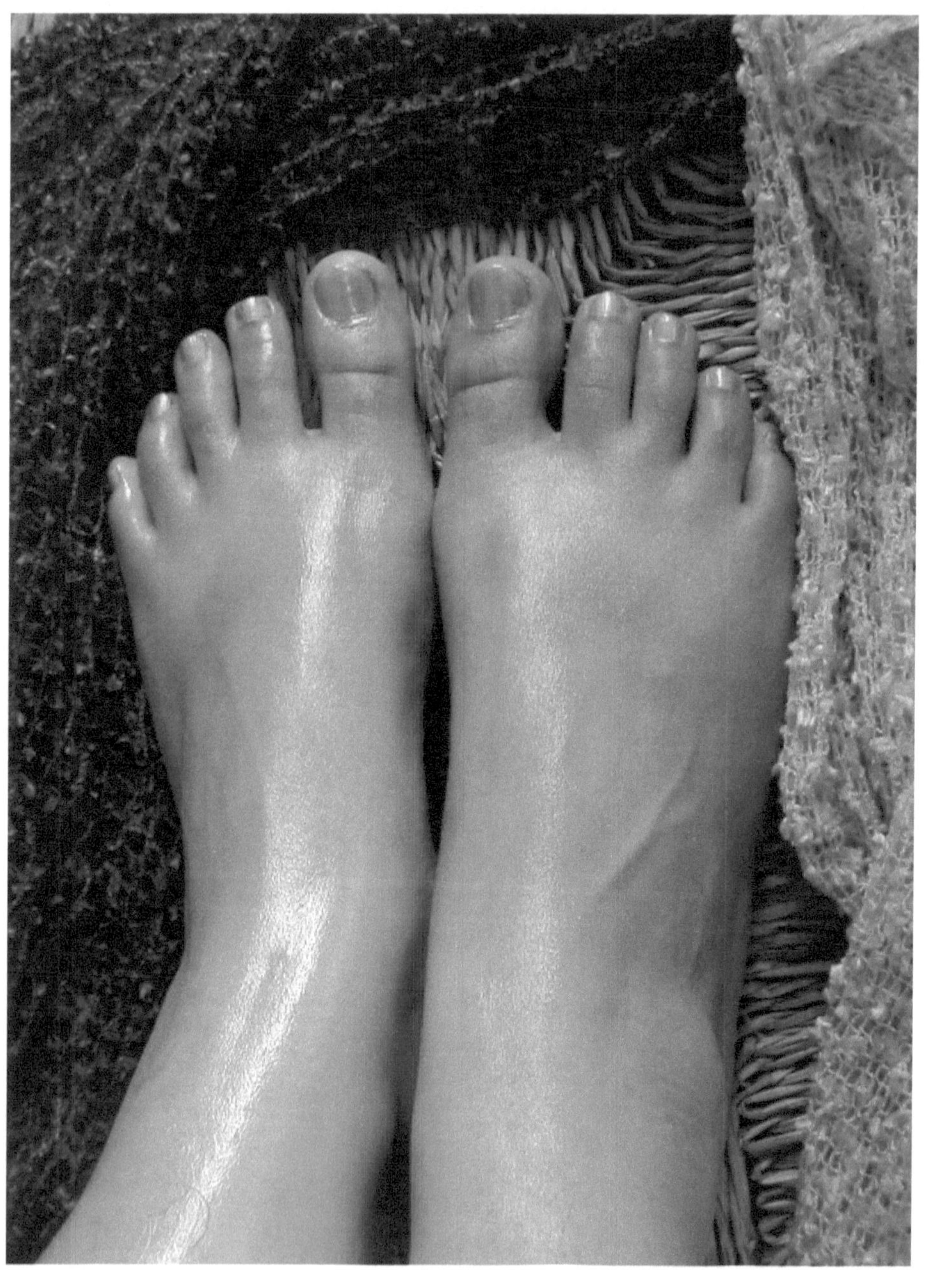

Massage verschiedener Körperteile

Auf den folgenden Seiten werden Sie lernen, verschiedene Teile des Körpers zu massieren. Ich habe für jedes Detail der Massage Anleitungen und Bilder entwickelt. Um diese Massage richtig zu erlernen, schlage ich vor, dass Sie Ihre eigenen Hände und Füße so oft massieren, bis Sie den Eindruck haben, ein profundes Gefühl für die Technik und die Energie entwickelt zu haben. Sie werden jeden Schritt mehrmals wiederholen müssen. Tun Sie es nur 2-3 Mal, erzielen Sie keinen Effekt.

Fußmassage

1. Beginnen Sie die Massage mit den Füßen.

2. Füße haben mit der Bewegung des Körpers zu tun und tragen das ganze Körpergewicht. Nach ayurvedischer Auffassung sind sie bestimmt von der *vata*-Funktion, welche naturgemäß trocken und kalt ist. Das bedeutet, dass eine Ölanwendung auf die Füße nicht nur diesen gut tut, sondern dem ganzen Körper.

3. Fußmassage entspannt den ganzen Körper und bereitet die Person auf die Bauch- und Rückenmassage vor.

4. Tauchen Sie Ihre Finger in warmes Öl. Reiben Sie das Öl
   mit etwas Druck auf den Fuß und die Gelenke, sodass
   das Öl gut absorbiert wird.

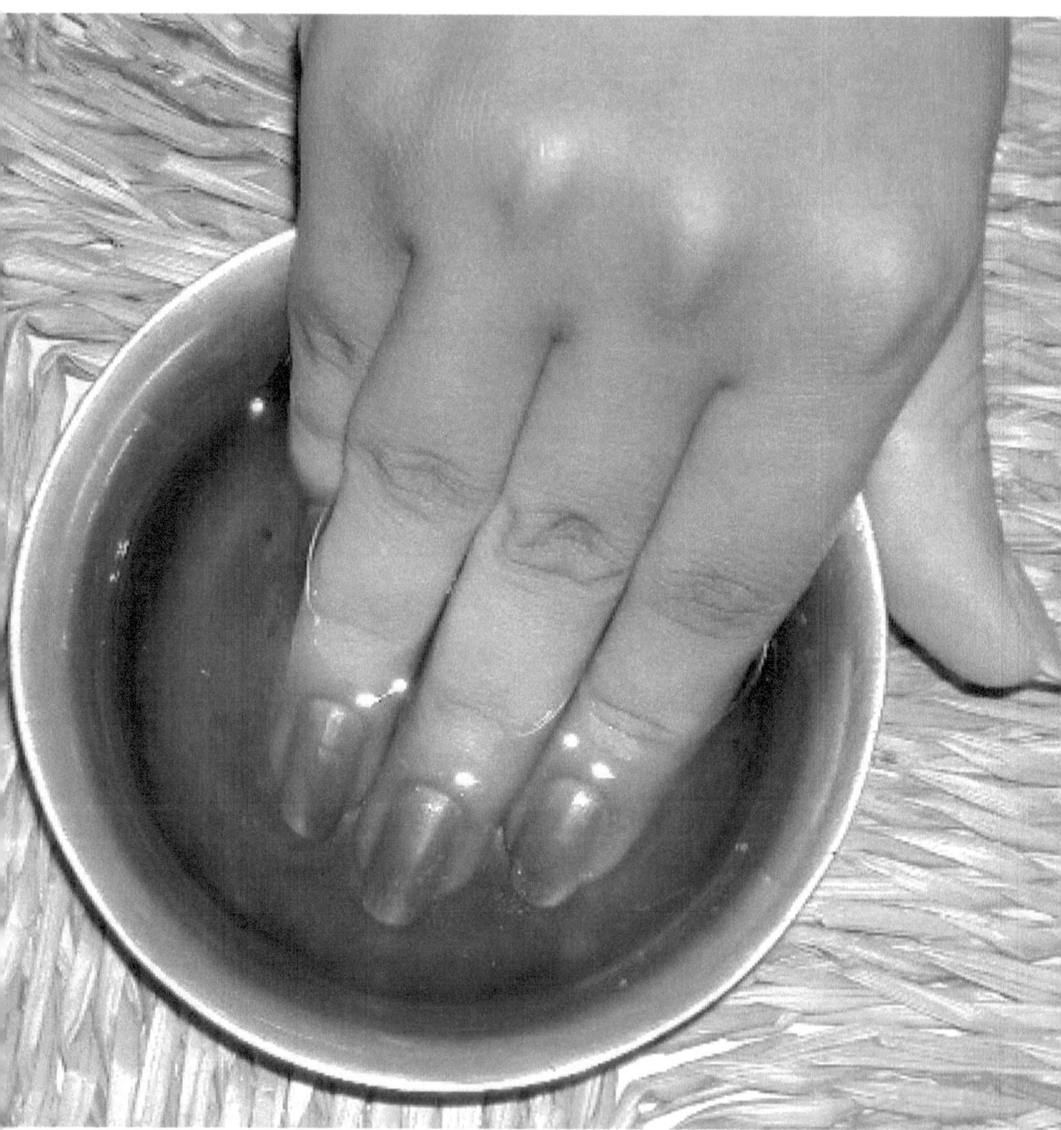

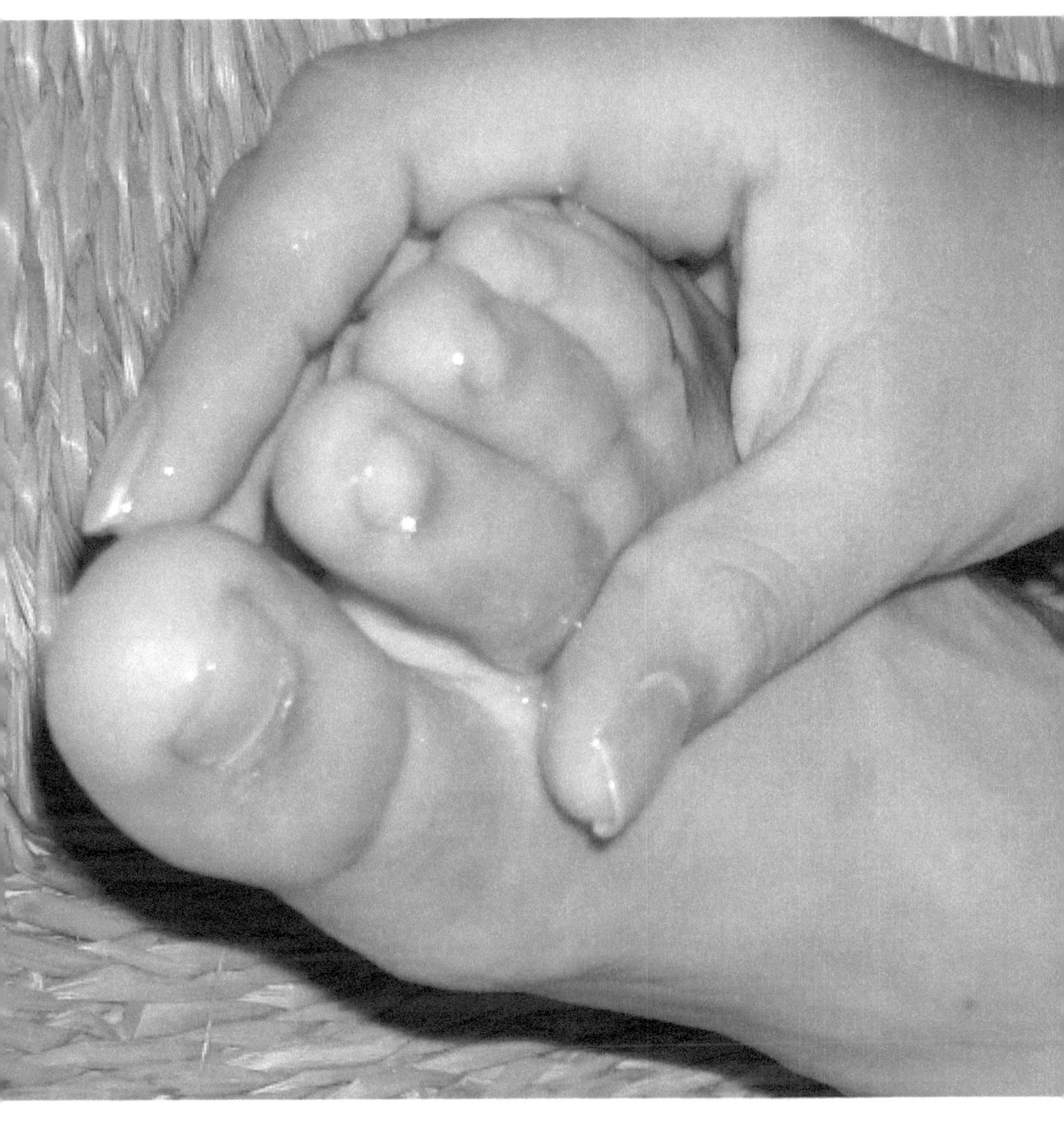

5. Verstärken Sie den Druck und streichen Sie fest, aber sanft, damit das Öl von der Haut aufgenommen werden kann.

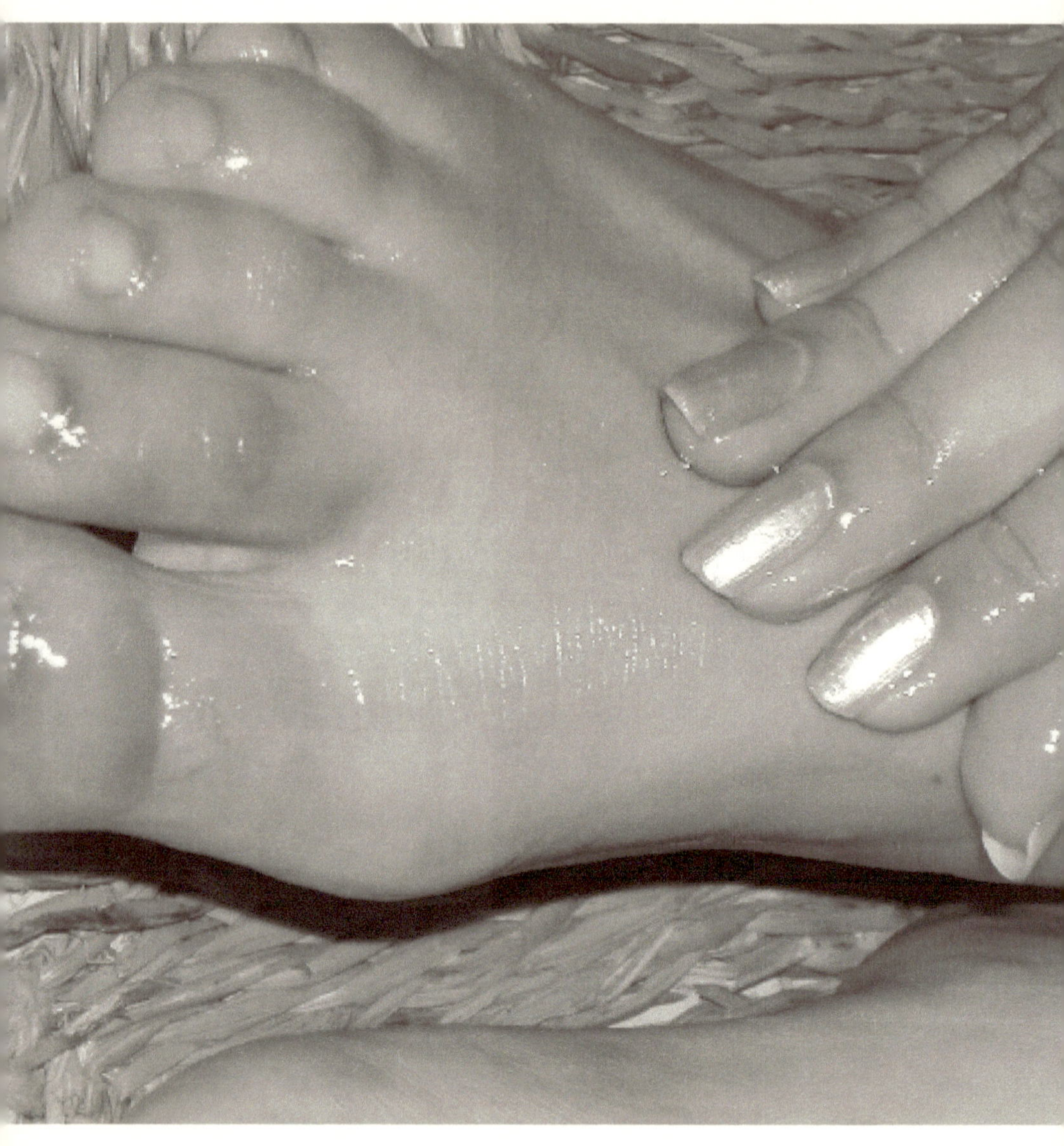

6. Legen Sie Ihre vier Finger in die Zwischenräume der
   Zehen und bewegen Sie sie gleitend stufenweise nach
   oben. Wenden Sie sanften und stetigen Druck an. Wiederholen Sie dies mindestens 10mal. Verstärken Sie den
   Druck nach und nach, wie im nachfolgenden Bild dargestellt.

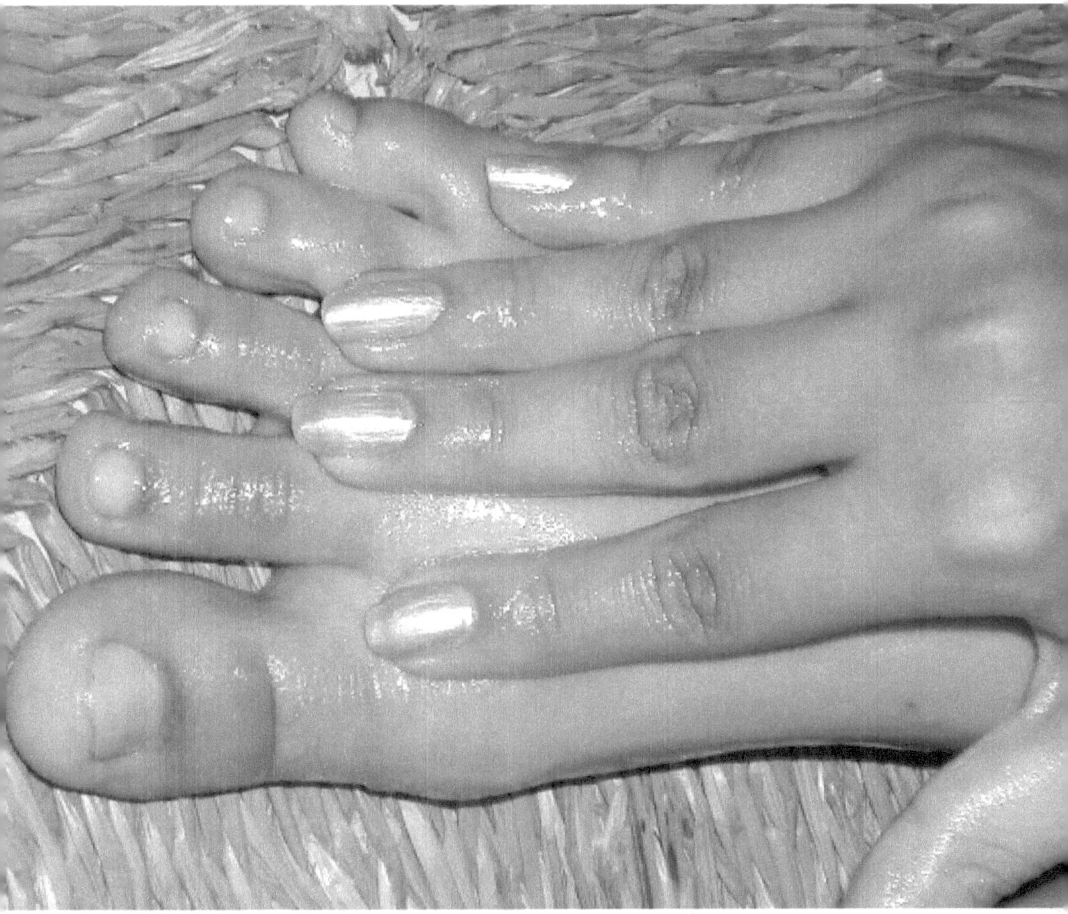

7. Beachten Sie beson-
ders den dicken Zeh,
der verschiedene,
sensitive Punkte für
die Gehirnfunkti-
onen und Erinne-
rungsfähigkeit hat.
Massieren Sie ihn
mit Ihrem Daumen
mit sanftem, aber
festen Druck.

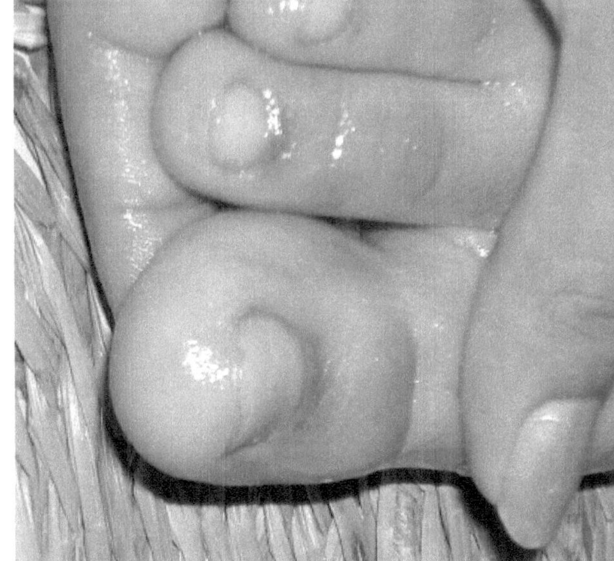

8. Benutzen Sie beide Hände und massieren Sie den Wurzel-
   knochen des dicken Zehs. Anschließend drücken Sie mit
   beiden Daumen und bewegen sie langsam aufwärts.

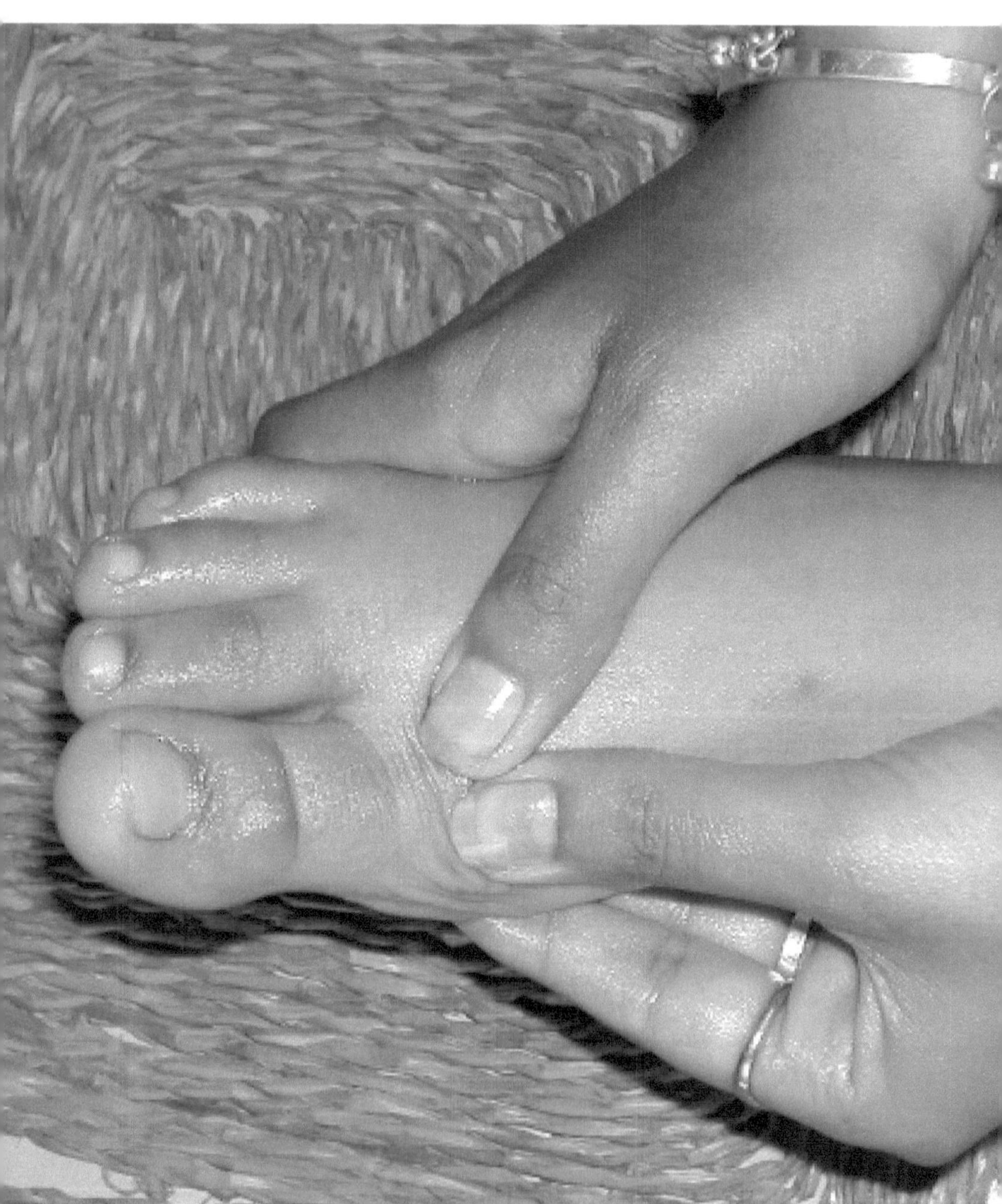

9. Massieren Sie, vom Fußknöchel ausgehend in Richtung Zehen, indem Sie mit beiden Daumen auf den Raum zwischen zwei Zehen stetigen Druck ausüben, wie im folgenden Bild zu sehen ist.

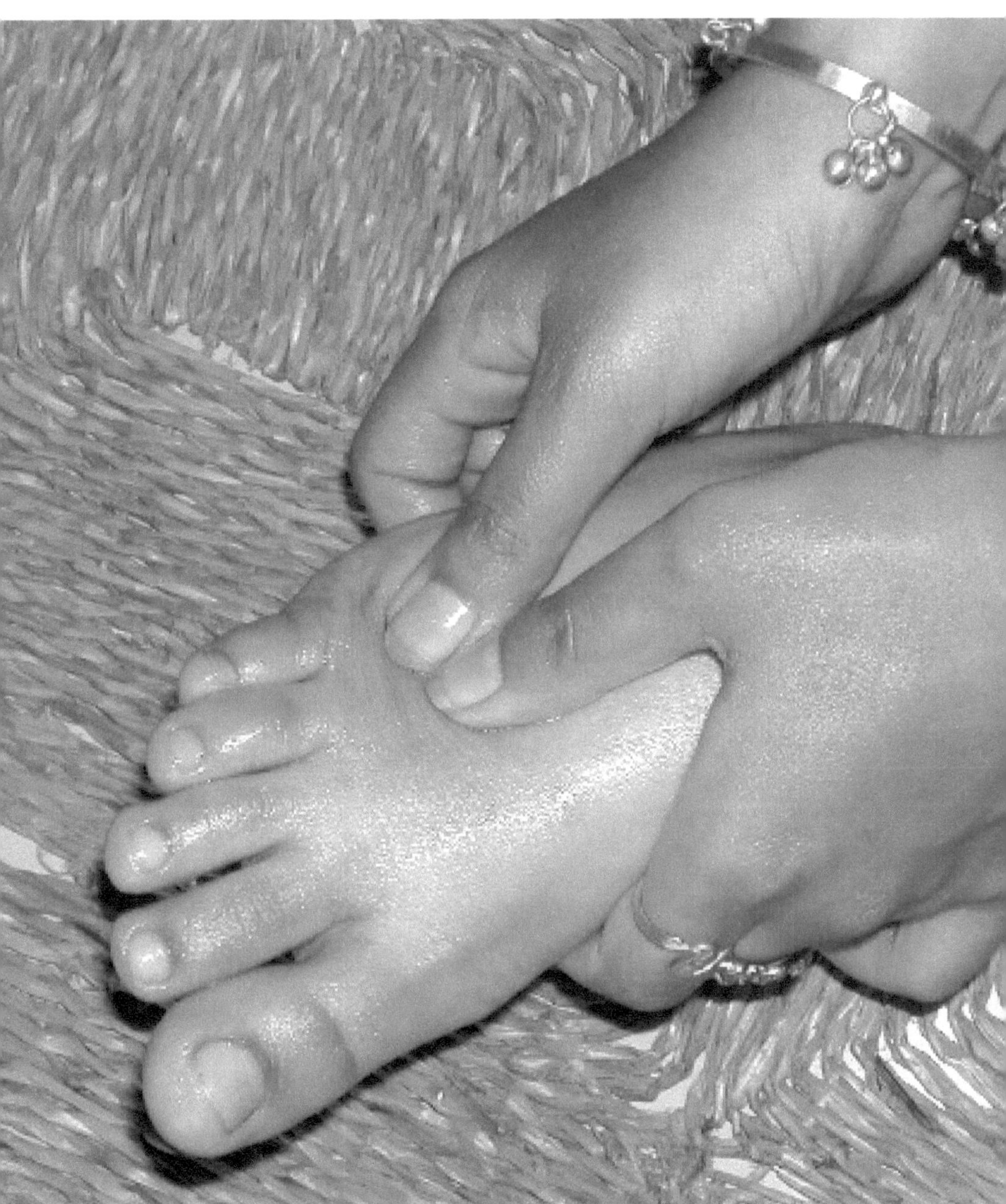

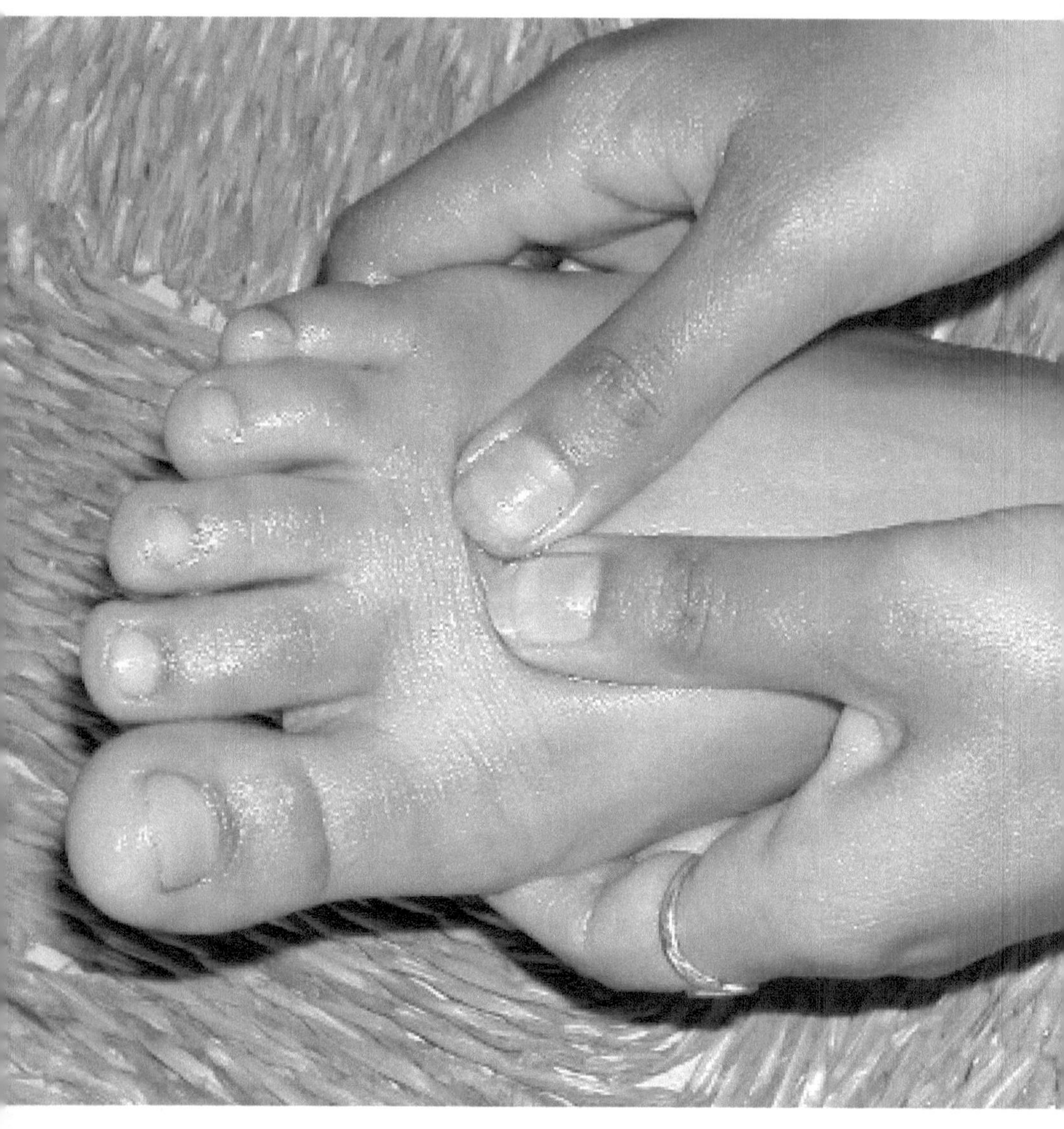

10. Massieren Sie den mittleren Teil des Fußes. Bewegen Sie Ihre Finger aufwärts. Dieser Teil benötigt mehr Druck als der untere Teil des Fußes. Der Druck sollte tief, sanft und gleichmäßig sein. Gehen Sie zu allen Stellen des oberen Teil des Fußes und lassen Sie keinen Punkt aus.

Wechseln Sie Ihre Handhaltungen wie in den folgenden Bildern ab.

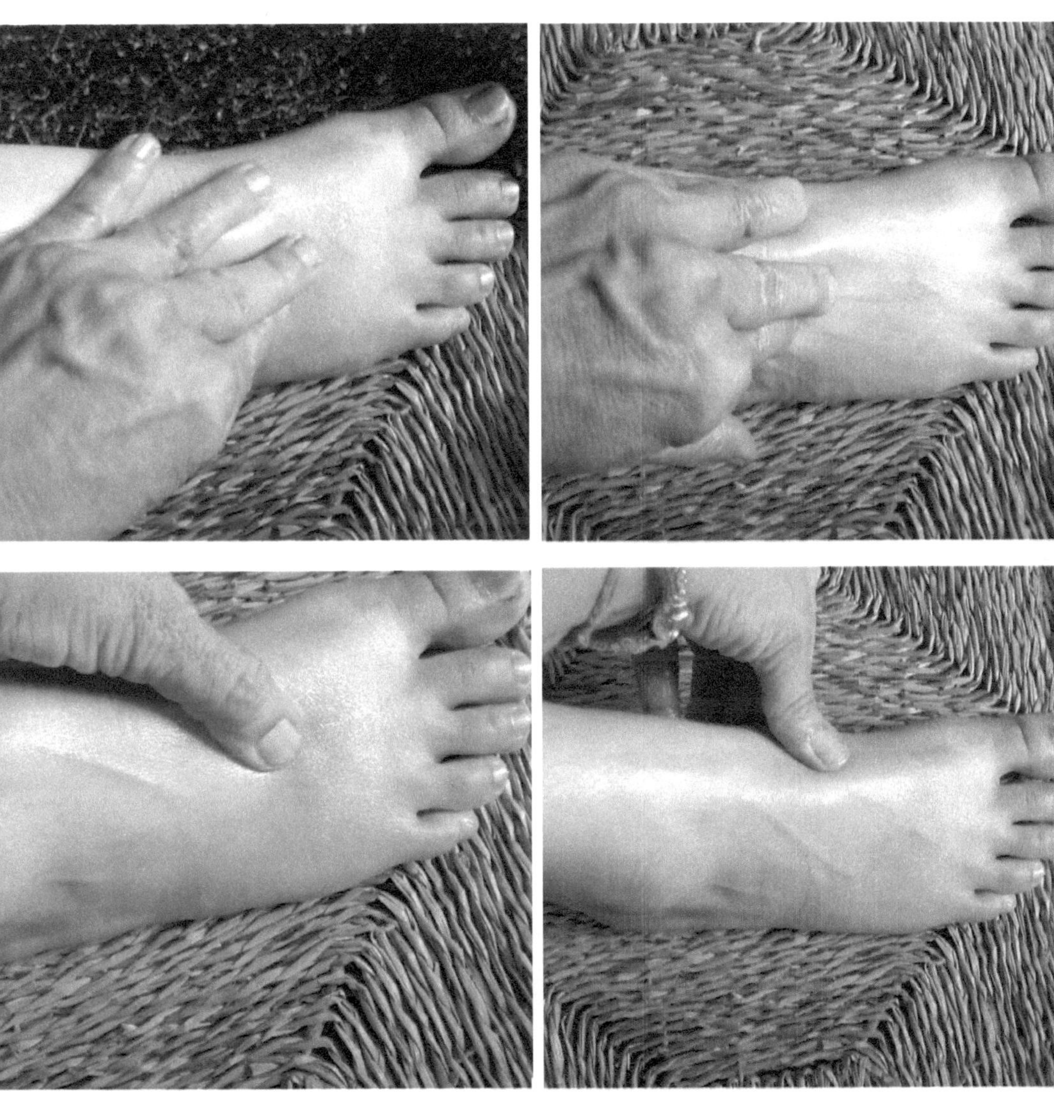

11. Legen Sie Ihre beiden Daumen in die Mitte der Fußsohle
    und gleiten Sie mit kräftigem Druck aufwärts. An jedem
    Punkt, an dem ein Schmerz auftritt, wenden Sie wieder-
    holt einige Male einen stehenden und festen Druck an.

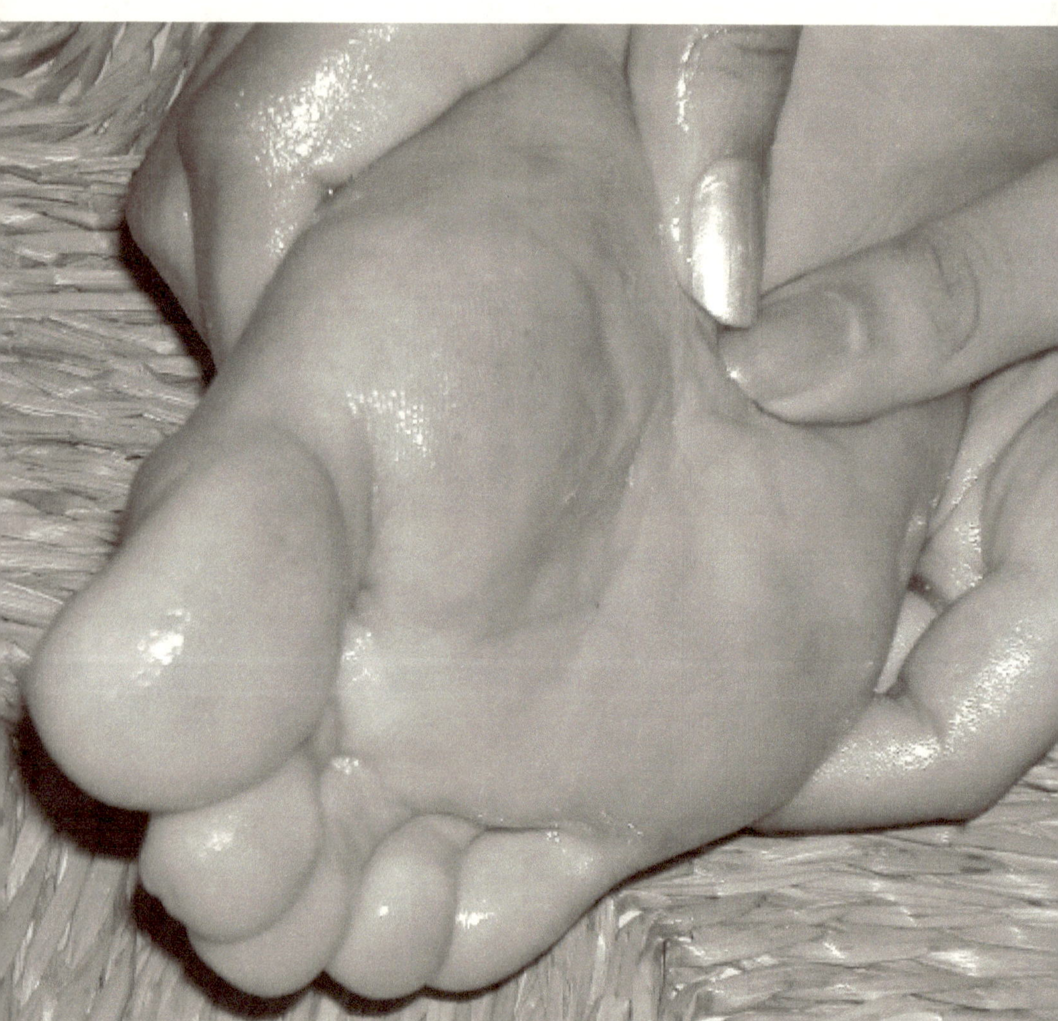

12. Der nächste Schritt ist, Ihre Daumen aufwärts zu bewe-
    gen, indem Sie mit ihnen in die jeweils entgegengesetzte
    Richtung Halbmonde formen.

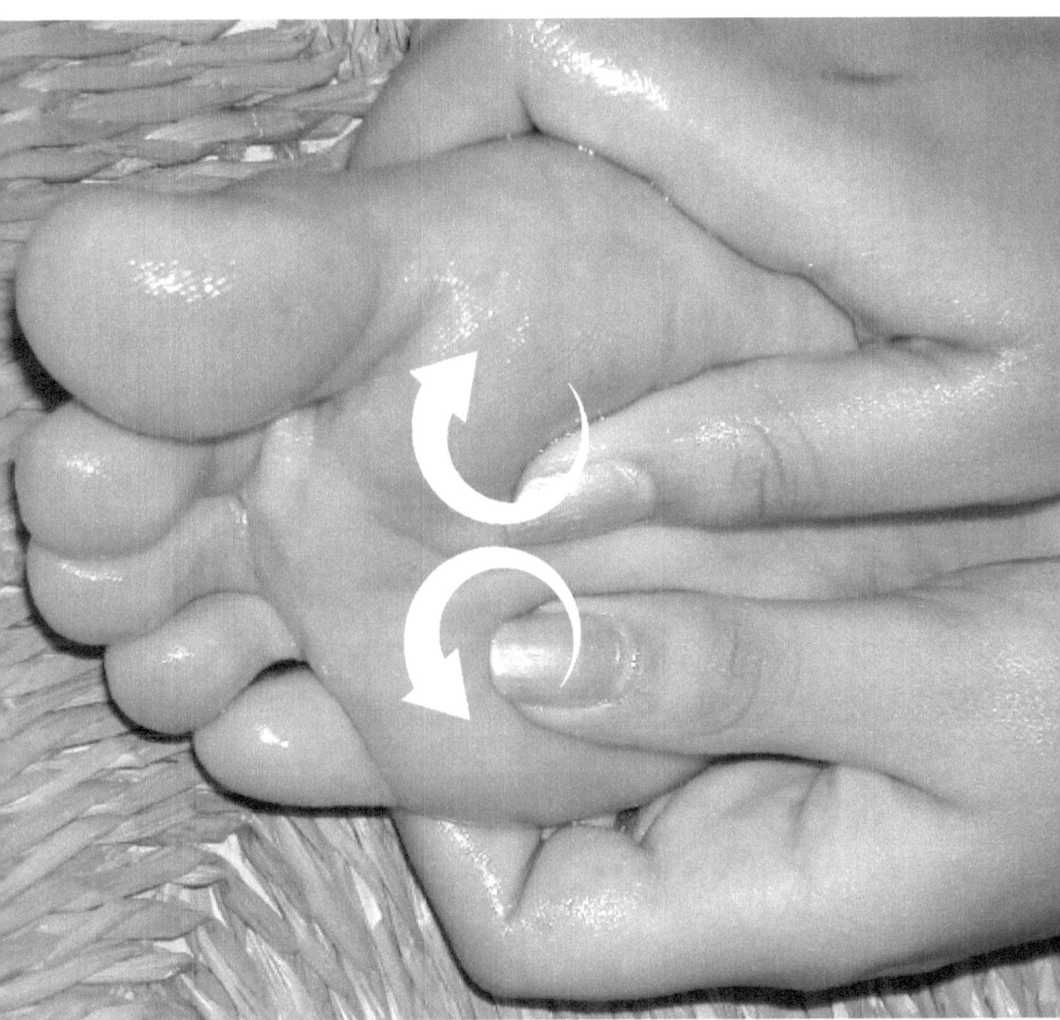

13. Gleiten Sie mit den Daumen von den Seiten her abwärts
in die Ausgangsposition, indem Sie einen Kreis formen.
Diese Bewegungen sind wie die vorherigen, nur in umge-
kehrter Richtung. Wiederholen Sie diese Massagebewegungen mindestens 10 mal. Sie müssen nicht mitzählen;
der Grund dafür, dass ich immer eine Anzahl anführe, ist
nur, dass 2-3 mal nicht ausreichen würde, die Energiekanäle zu öffnen.

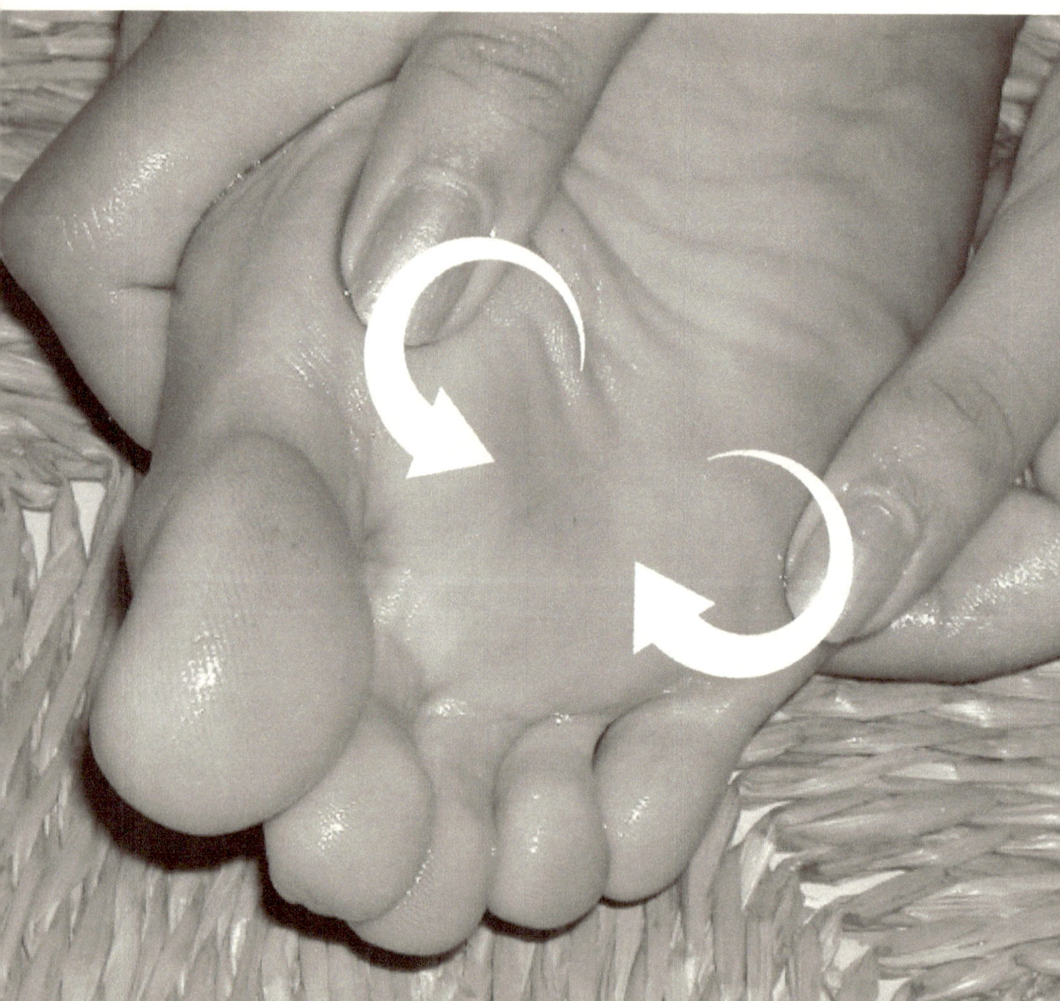

14. Fahren Sie fort, indem Sie mit Ihren Händen abwärts
    gleiten und dieselben Bewegungen durchführen wie in
    den vorausgegangenen Schritten. Während Sie fortfah-
    ren, verstärken Sie schrittweise den Druck, sodass Sie
    den tieferen Teil der Fußsohle erreichen.

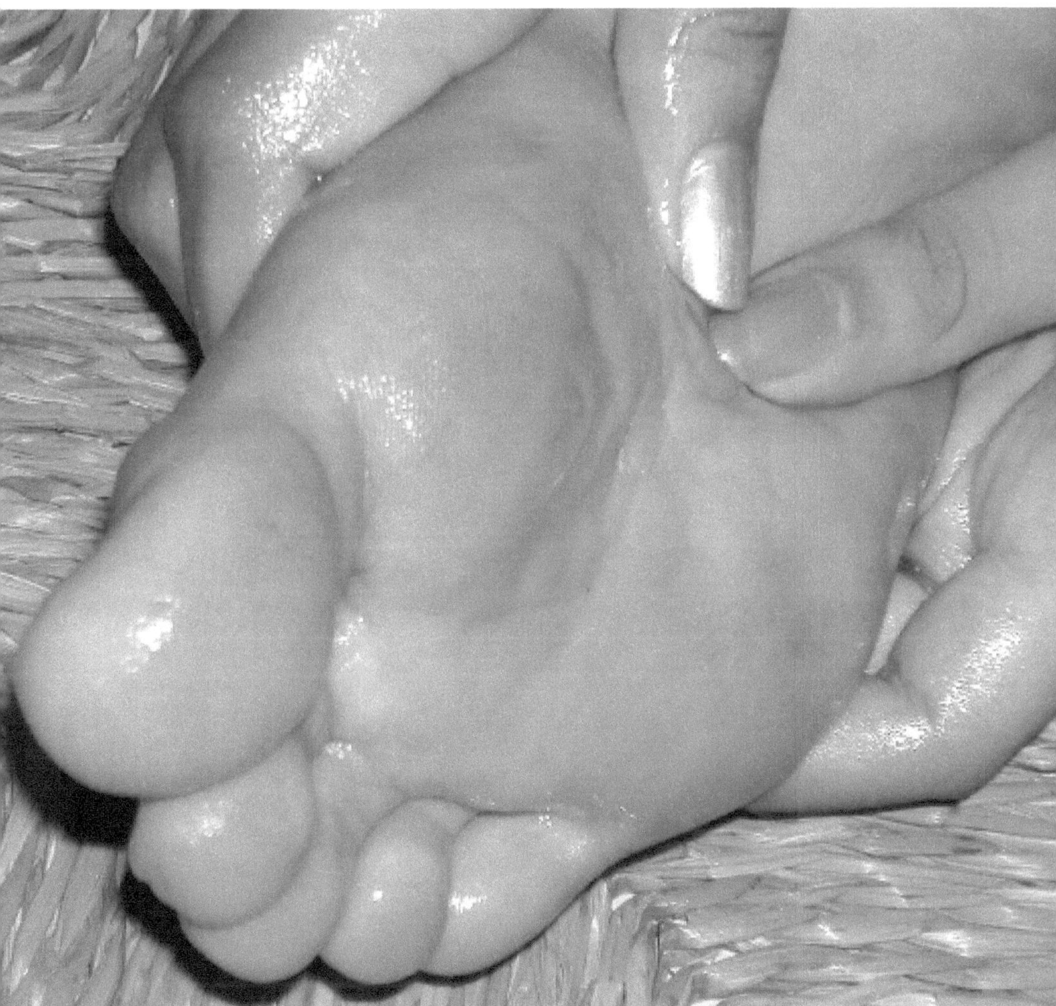

15. Pressen Sie besonders die Wurzel des dicken Zehs, weil
dies der Entspannung des gesamten Körpers dient.

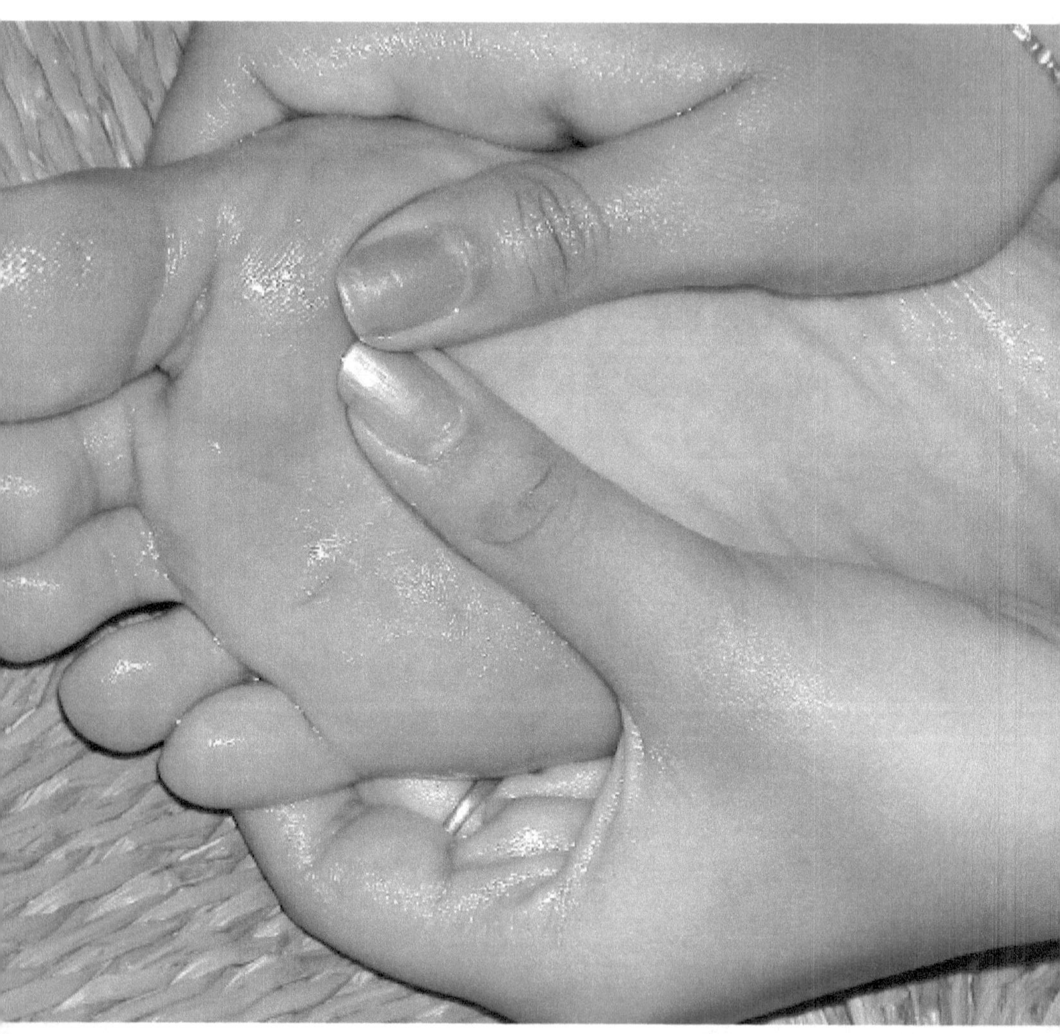

16. Machen Sie die gleichen Bewegungen andersherum, indem Sie sich dem Fuß von der oberen Seite her nähern, wie in den folgenden beiden Bildern gezeigt.

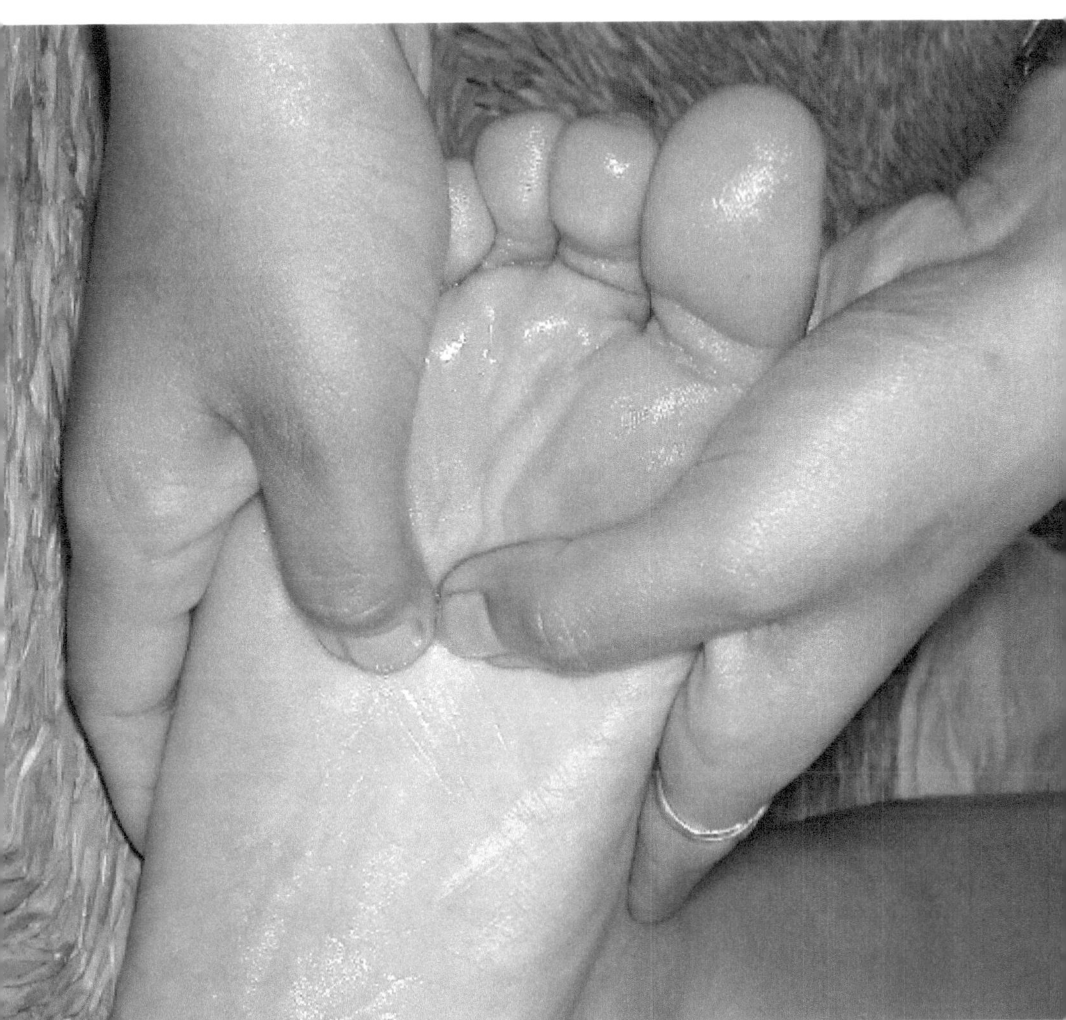

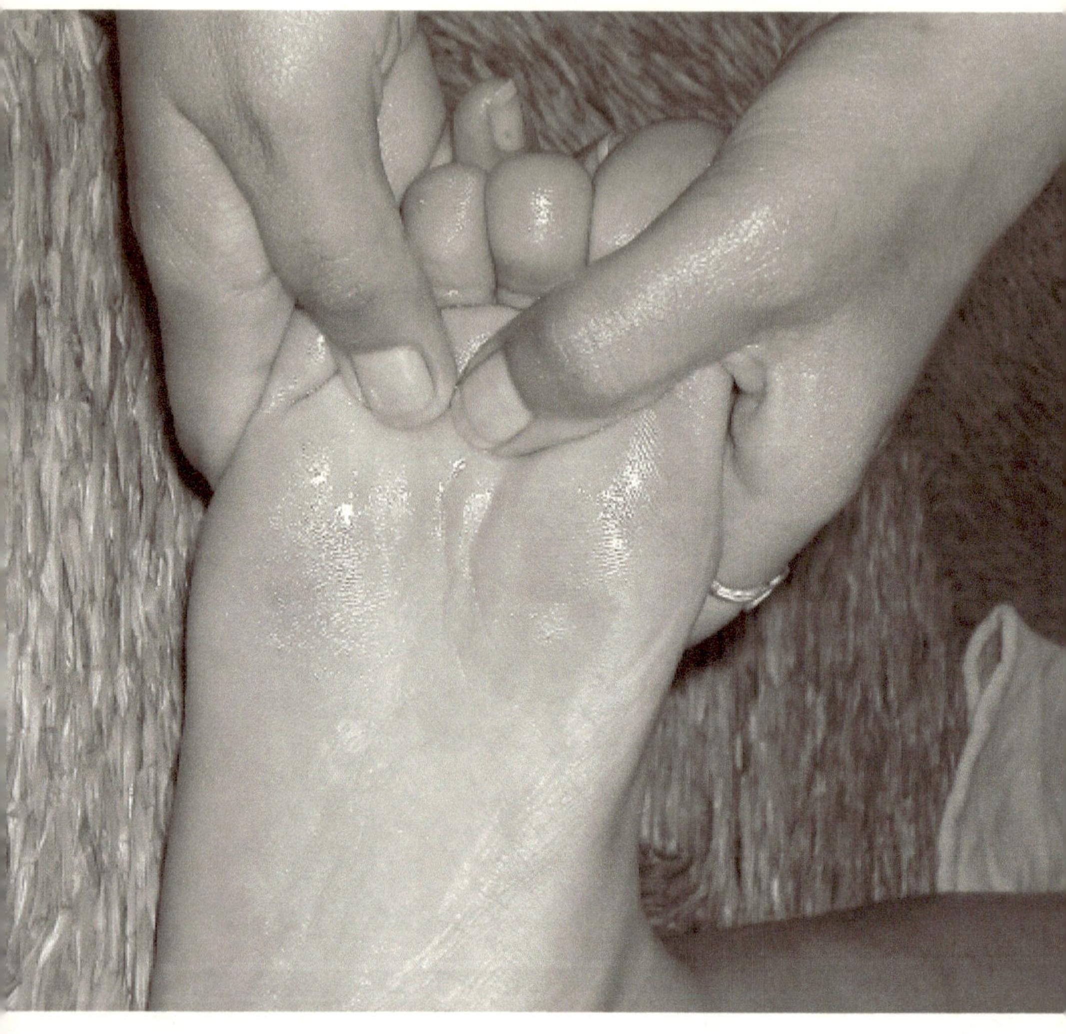

17. Massieren Sie auf gleiche Weise den mittleren und unteren Teil des Fußes.

18. Wenden Sie mit Ihren beiden Daumen konstanten und sanften Druck an.

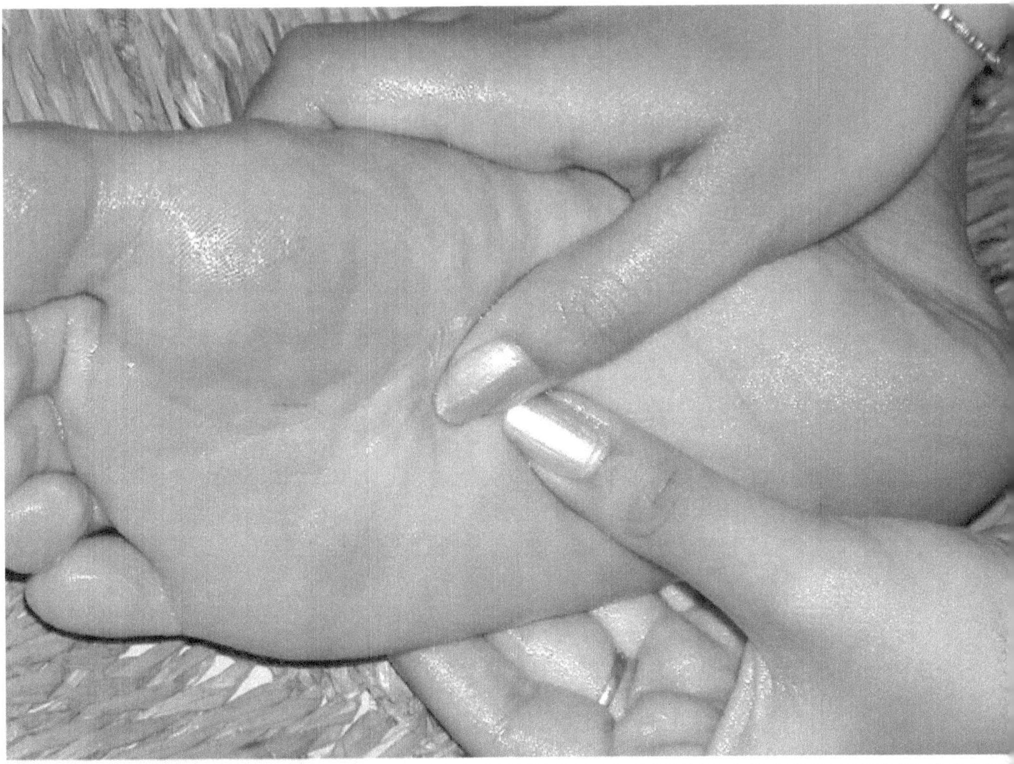

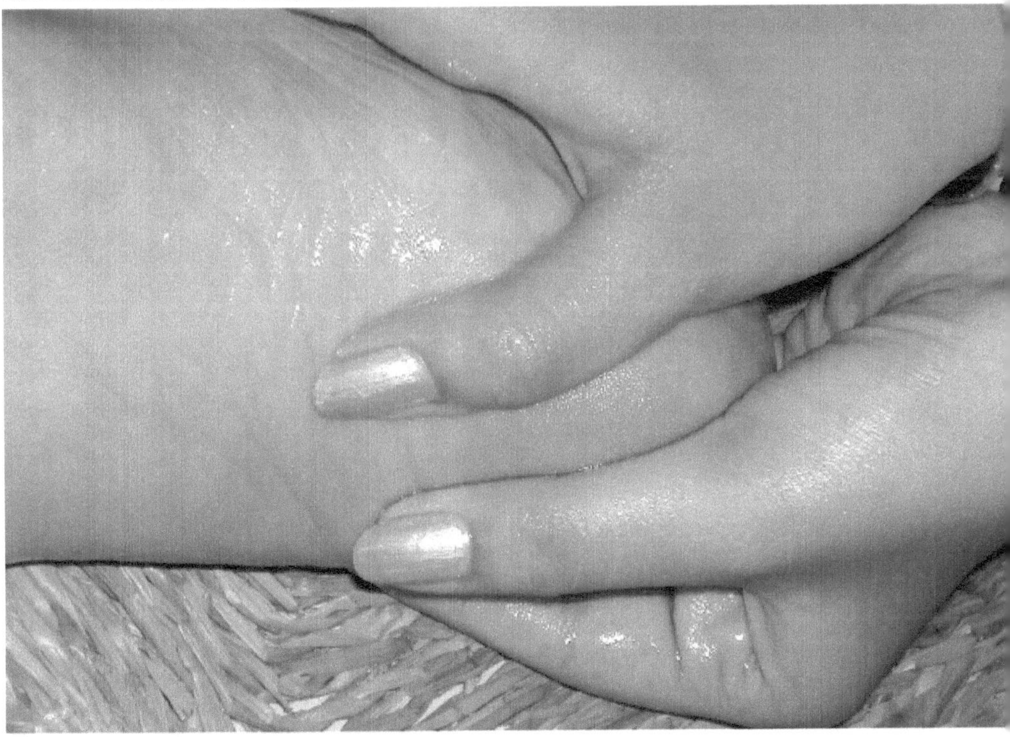

19. Nehmen Sie mehr Öl und beginnen mit der Massage der Fußinnenseite. Starten Sie von den Zehen aus.

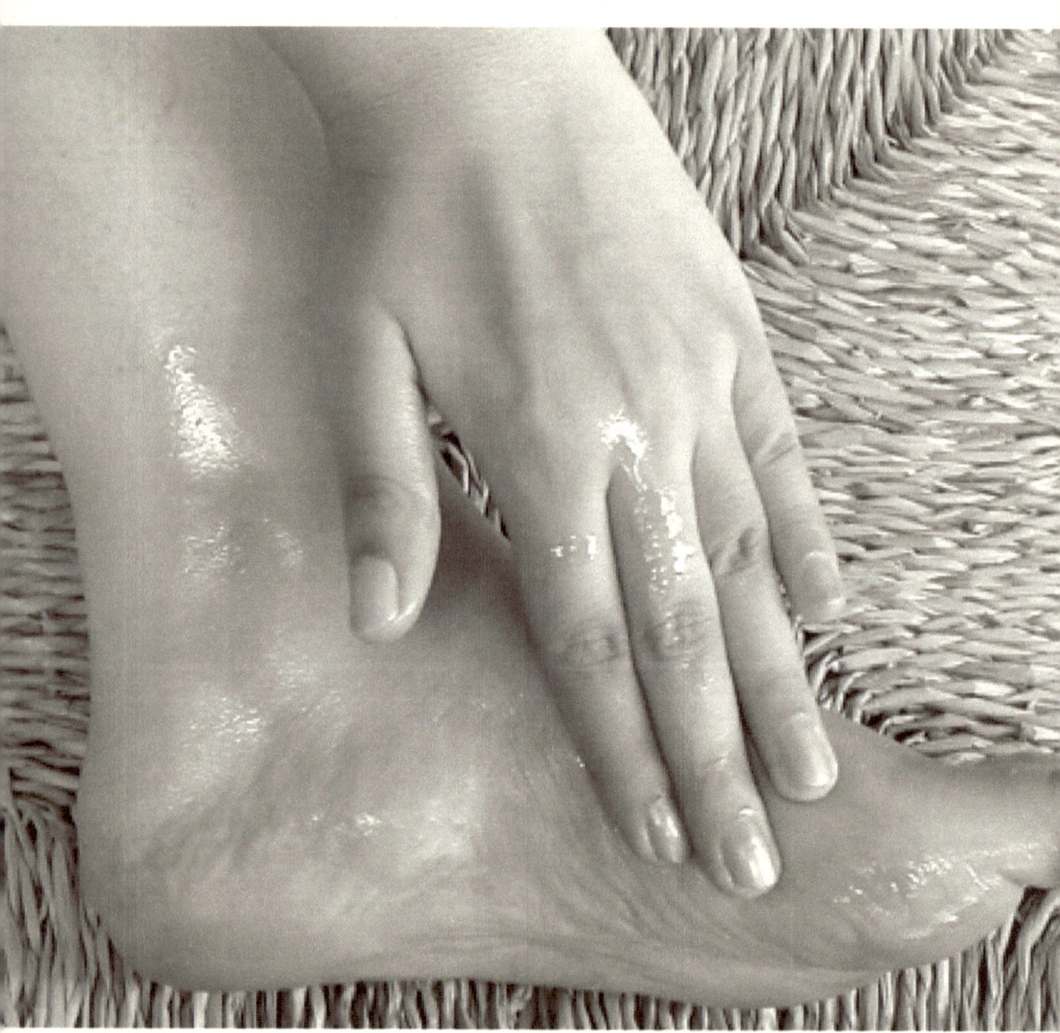

20. Nach dem Ölauftrag wenden Sie mit Ihrem Daumen
sanften Druck auf die Seite des Fußes an, während Sie
den Fuß mit der anderen Hand gegenhalten.

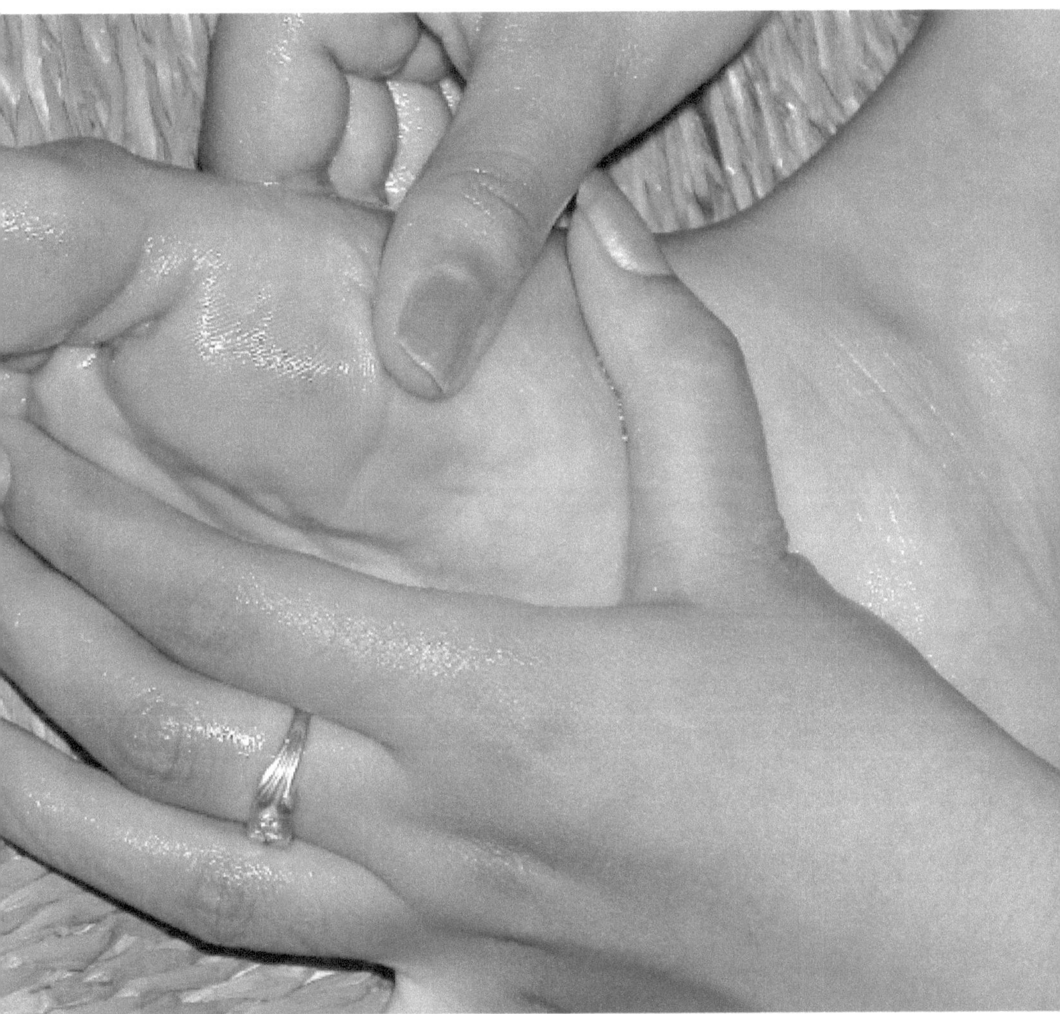

21. Massieren Sie auf diese Weise auch die Aussenseite des
    Fußes.

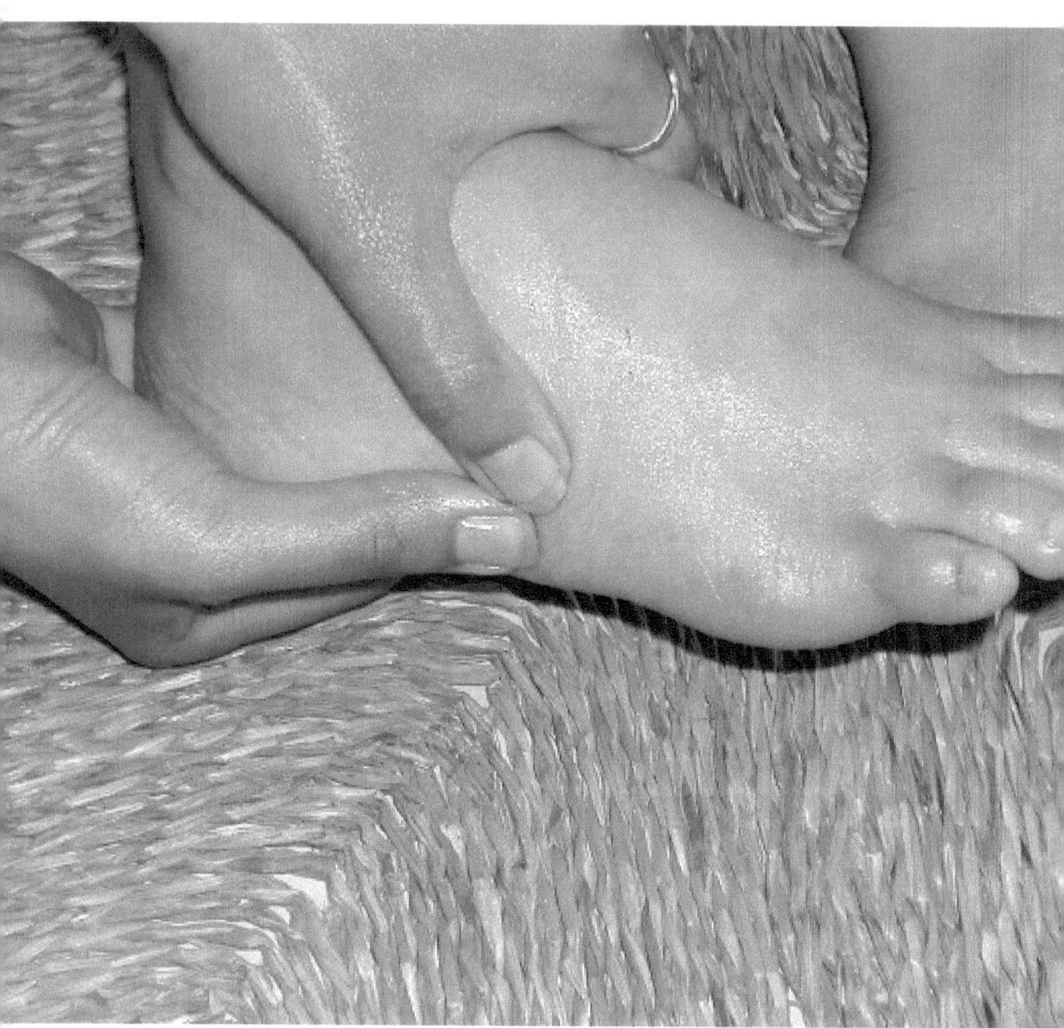

22. Ich werde Sie nun einige besondere Druckpunkte am Fuß lehren, die für den gesamten Körper wichtig sind. Drücken Sie mehrmals auf die Punkte, die schmerzen. Der Druck sollte zu Beginn sanft sein und schrittweise stärker werden.

23. Wenden Sie auf jede Zehenspitze mithilfe Ihres Daumens und Zeigefingers Druck an, wie in den folgenden Bildern dargestellt. Wiederholen Sie dies bei jedem Zeh mehrere Male.

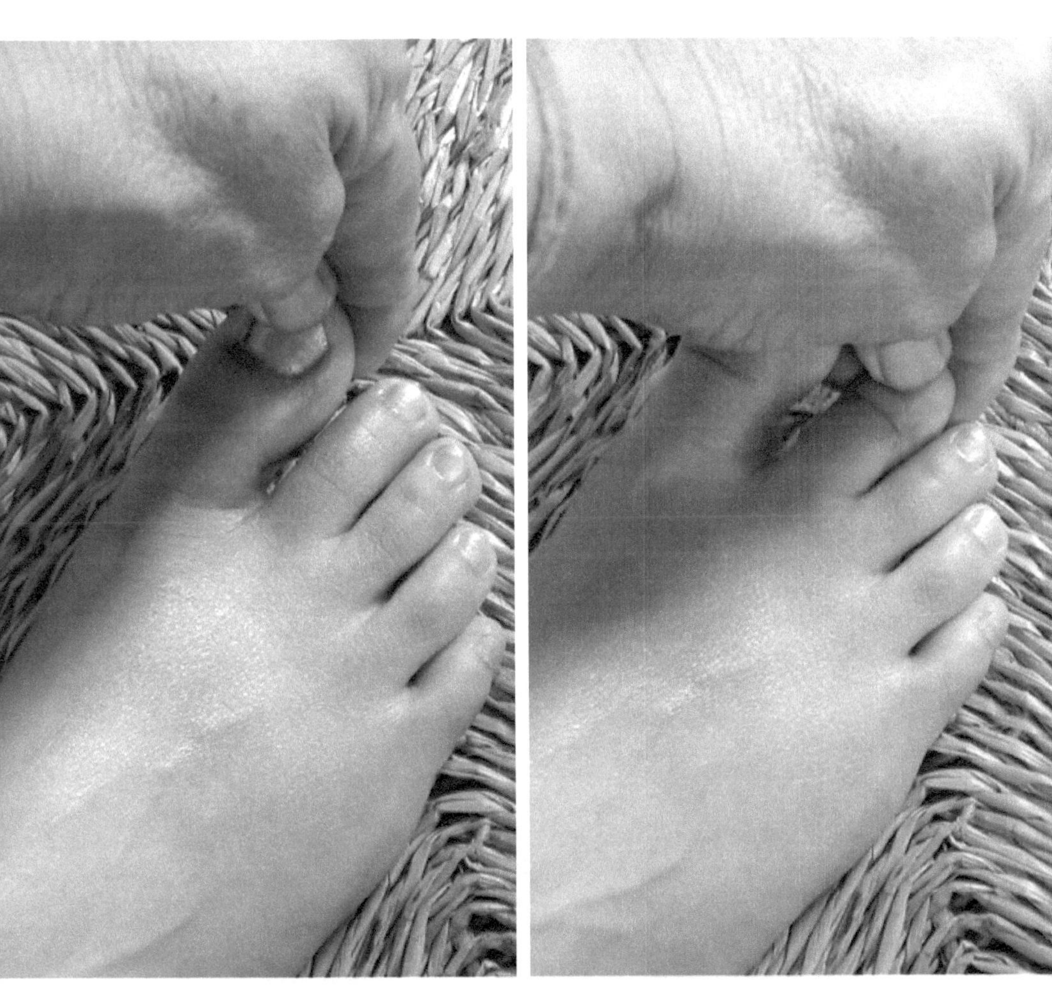

24. Drücken Sie den Punkt des dicken Zehs mit Ihrem Daumen wie im linken Bild unten abgebildet. Dies ist ein sehr wichtiger Punkt für den ganzen Körper, weil hier am zentralen Nervensystem gearbeitet wird. Sie müssen Ihren Daumen wenige Millimeter hin- und her bewegen, um den richtigen Punkt zu finden. Die Person wird eine Spannung an dem Punkt fühlen, was Ihnen anzeigt, dass Sie die richtige Stelle gefunden haben.

25. Bewegen Sie sich etwas abwärts und dann hin zum zweiten Zeh, wie im rechten Bild unten gezeigt. Drücken Sie mehrere Male fest und bestimmt. Dies ist der Punkt für den unteren Teil von Nacken und Schulter. Dieser Punkt hat auch mit Ihrer Stimmlage zu tun.

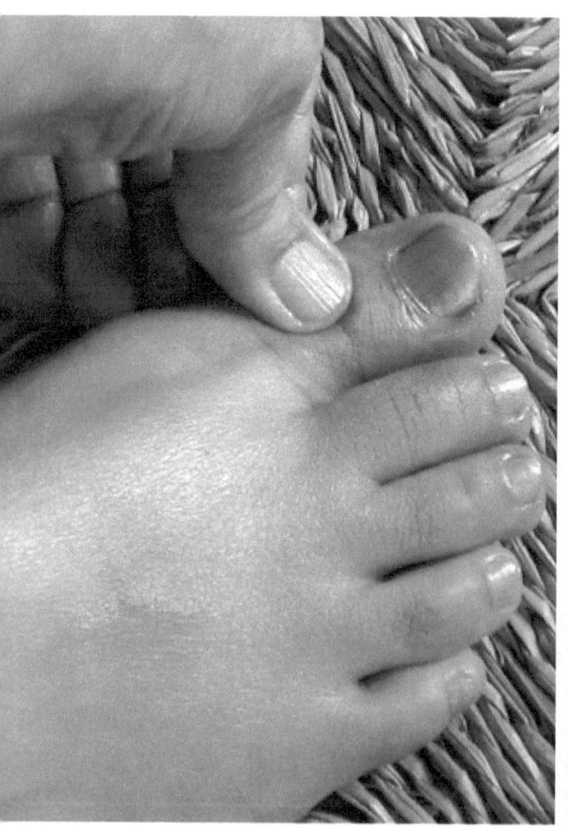
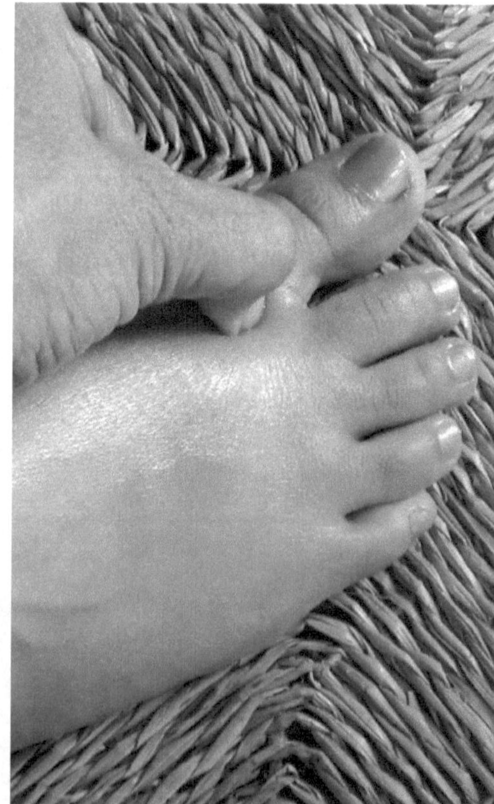

26. Drücken Sie die Punkte zwischen den Zehen oberhalb
    und unterhalb wie in den folgenden Bilden gezeigt. Sie
    sollten Ihren Finger tiefer einschieben und an beiden
    Seiten pressen. Diese Punkte sind die für Ihre Augen und
    Ohren.

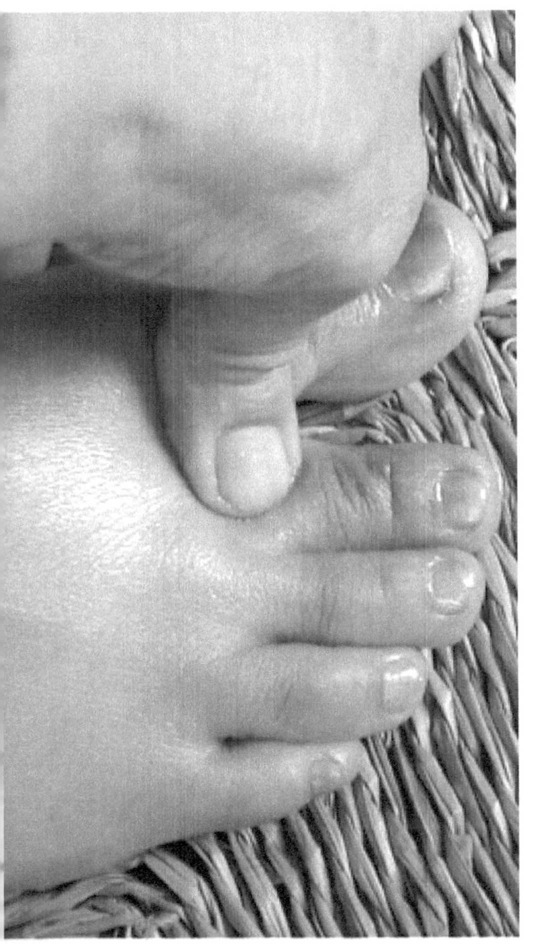
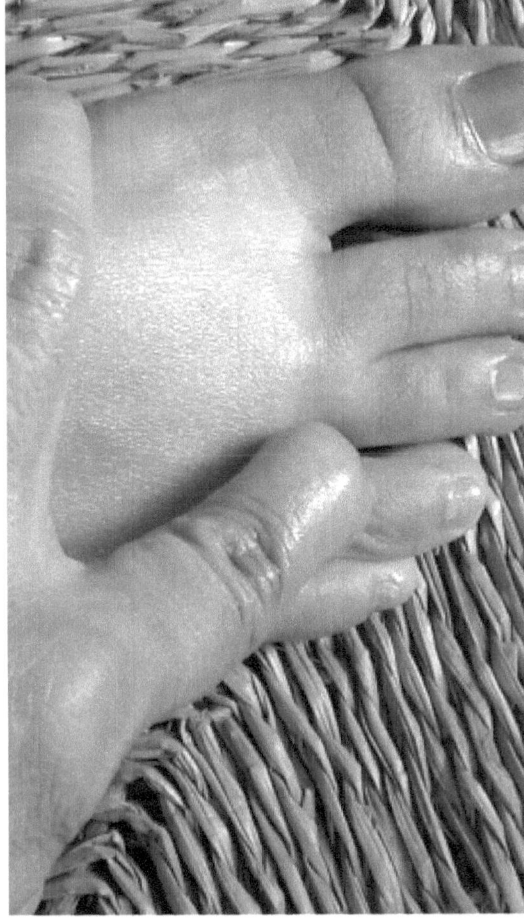

27. Unten dargestellt sind die Druckpunkte an den Fußaussenseiten. Es gibt verschiedene Punkte an der Ferse. Diese repräsentieren das Urogenitalsystem des Körpers. Drücken Sie sanft und finden Sie Punkte in dem unten abgebildeten Bereich. Während einer Schwangerschaft sollten diese Punkte nicht gedrückt werden.

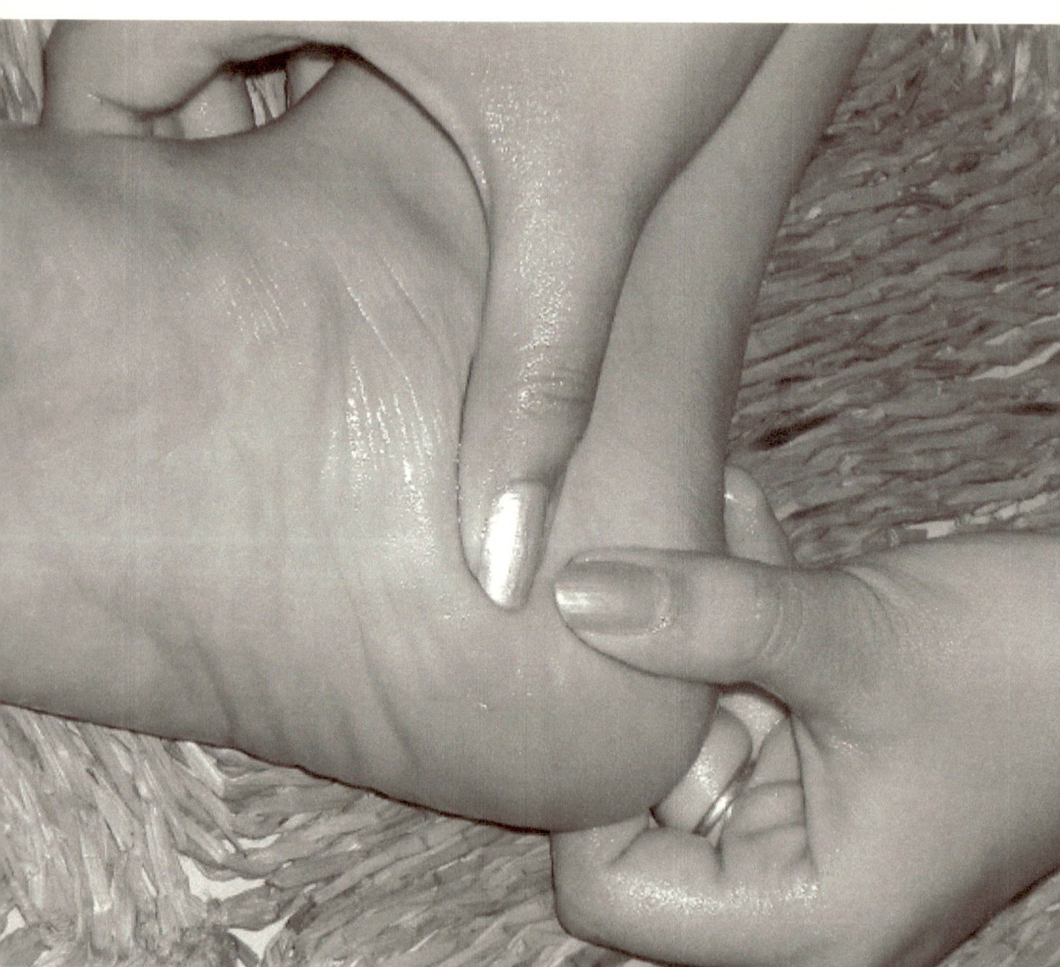

28. Auf der Fußaussenseite (der Seite des kleinen Zehs) drücken Sie die Punkte wie in den nachfolgenden Bildern gezeigt. Dies dient der Entspannung der Seitenmuskulatur des Körpers.

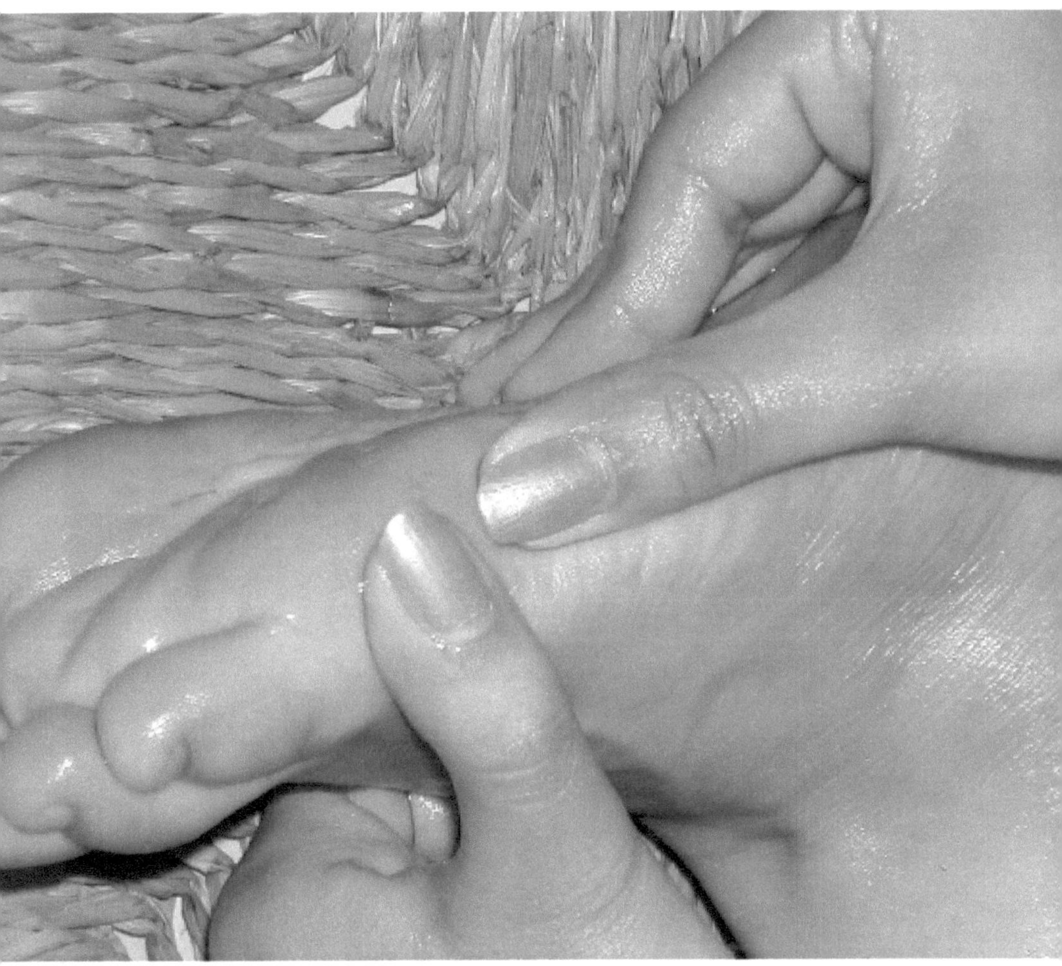

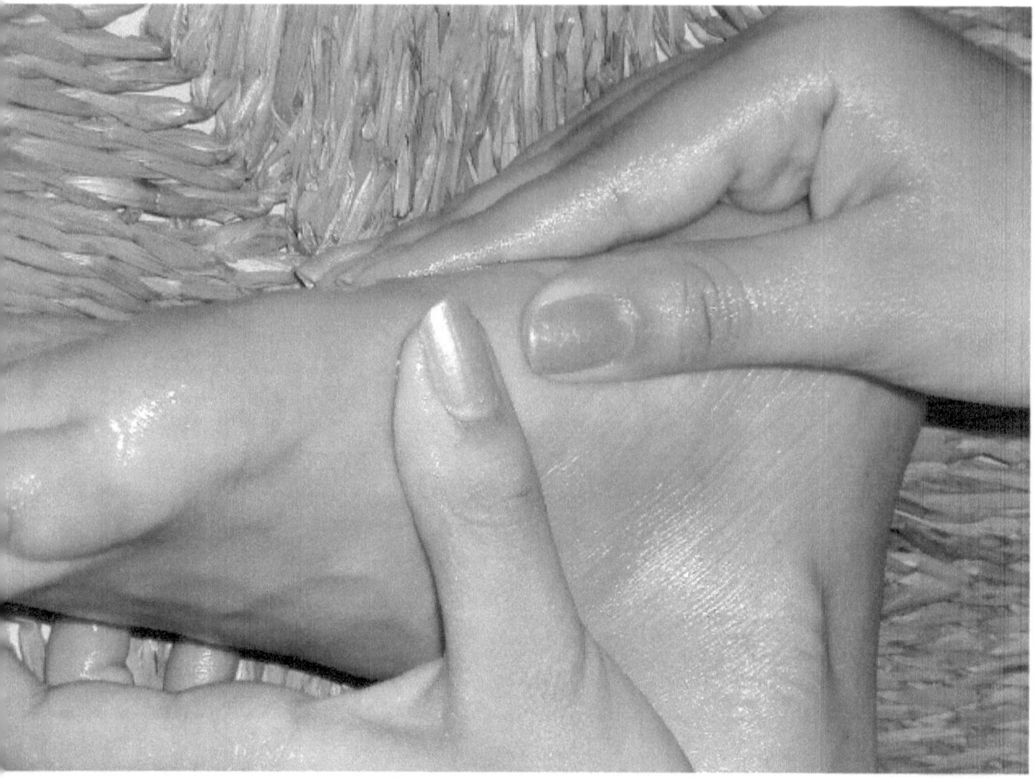

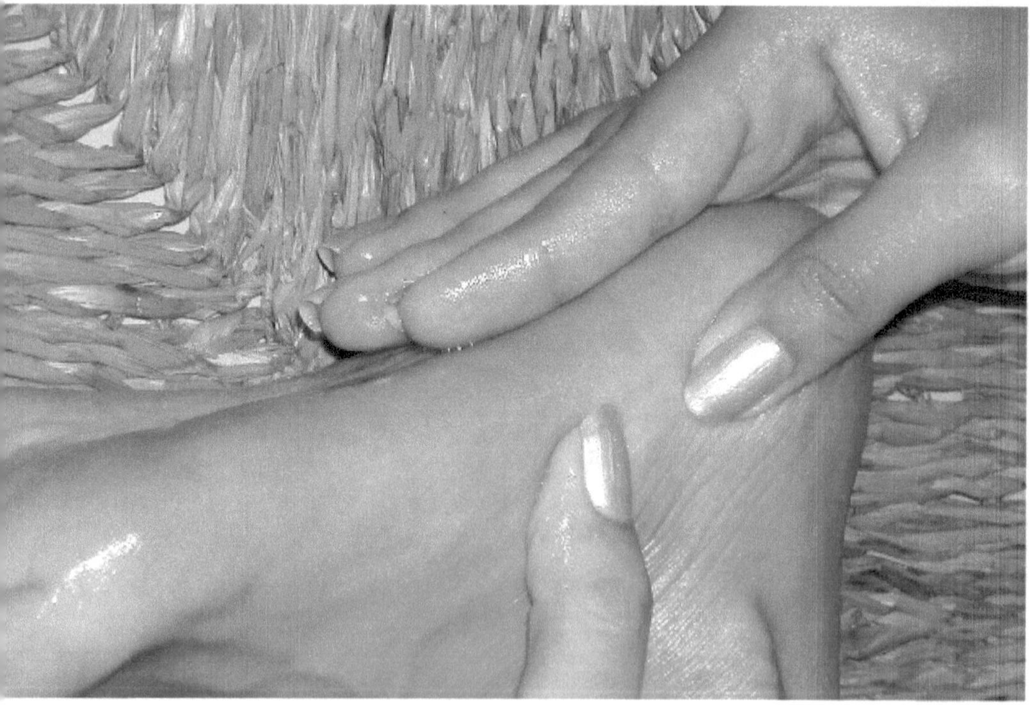

29. Die Fußoberseite kennzeichnet verschiedene Unterleibsorgane. Sie haben bereits gelernt, diesen Teil zu massieren. Es gibt hier einen Punkt, genau in der Mitte des Fußes, der Ihren Nabel repräsentiert. Verwenden Sie etwas extra Öl für diesen Punkt und wenden Sie sanft Druck an. Verstärken Sie langsam den Druck. Wiederholen Sie diesen Prozess mehrfach, jedes Mal aber nur für kurze Zeit, da dieser Punkt sehr heikel ist.

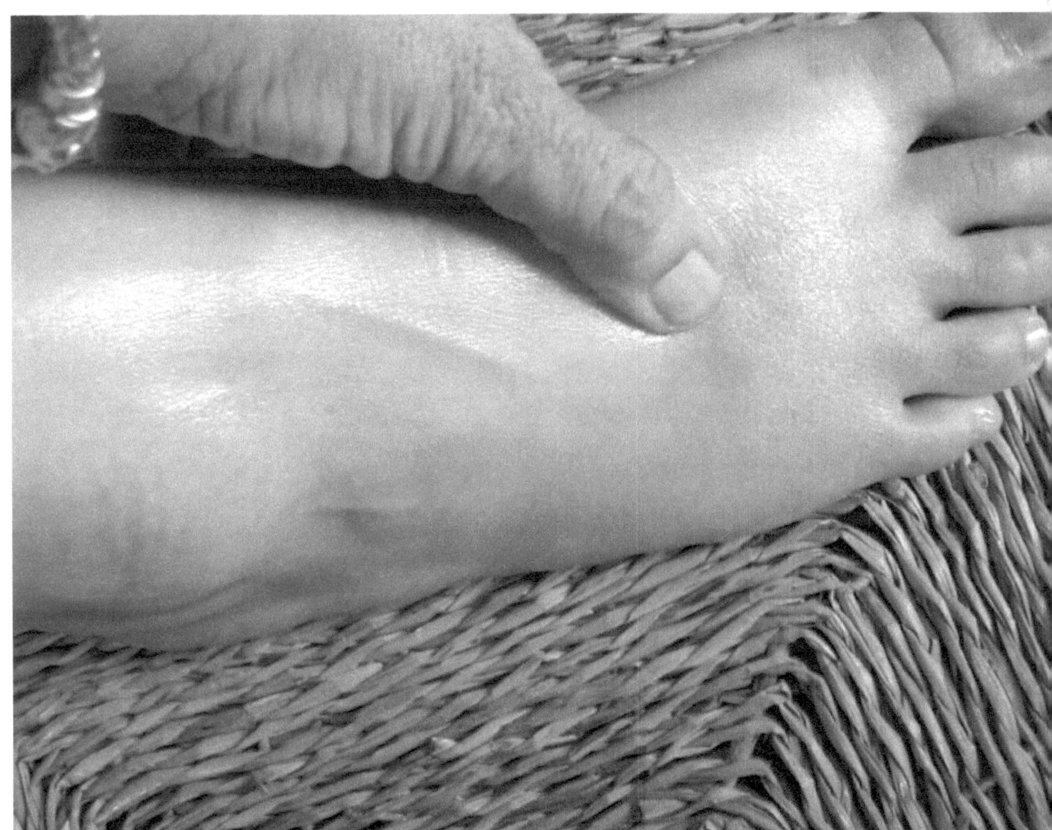

Beinmassage

Nach der entspannenden Fußmassage fangen Sie an, auf das gesamte Bein Öl aufzutragen. Eine Beinmassage wird in drei Teilen ausgeführt - Unterschenkel, Knie und Oberschenkel.

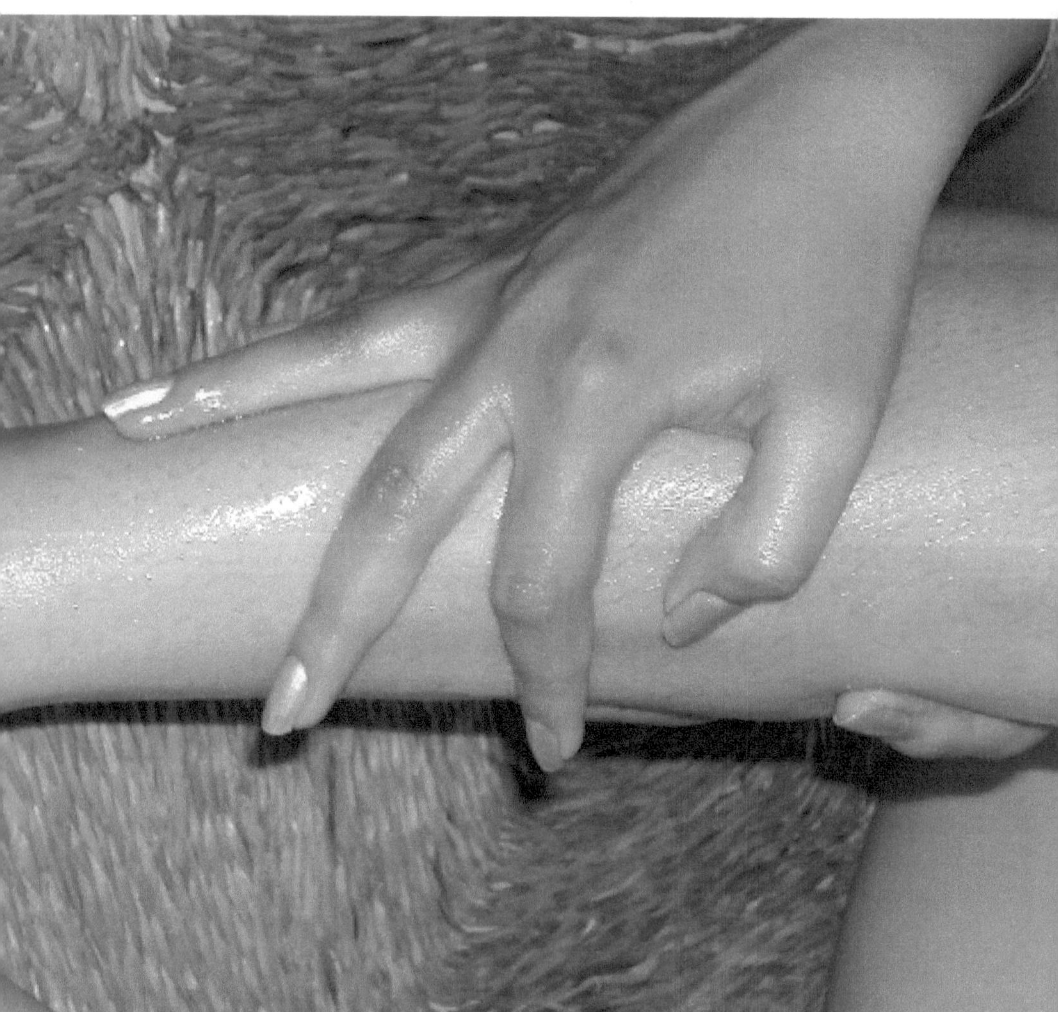

1. Massieren Sie mit beiden Händen, indem Sie stetigen Druck auf beiden Seiten des Beinknochens ausüben und die Hände Richtung Fuß gleiten lassen. Wiederholen Sie dies mehrere Male.

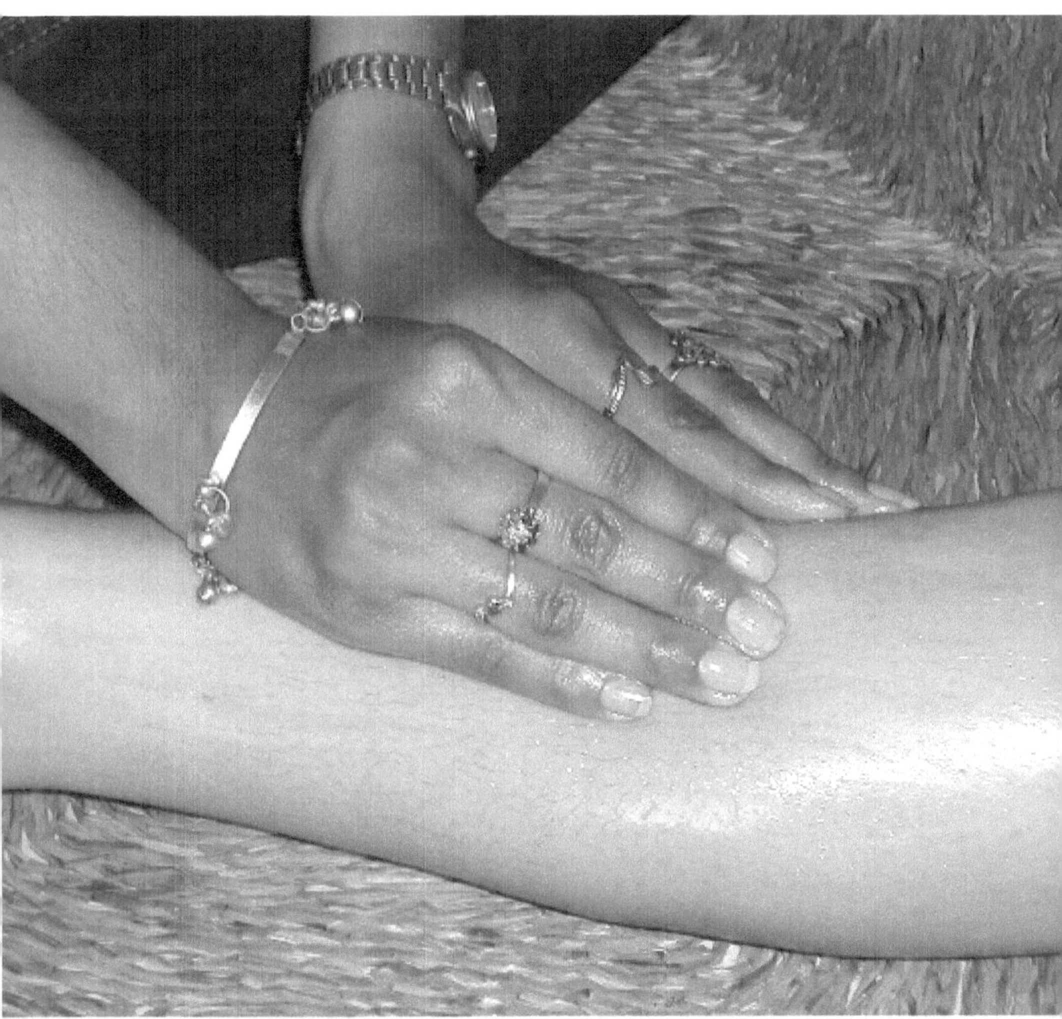

2. Legen Sie Ihre beiden Daumen auf die Aussenseite des
    Beinknochens (in Richtung des kleinen Zehs) und gleiten
    Sie damit unter Druckanwendung abwärts. Sie müssen
    gründlich drücken, da sich den ganzen Weg entlang lini-
    enförmig eine Konzentration von Energiepunkten befin-
    det. Sind Sie gesund und Ihr *vata* ist ausgeglichen, dürfen
    diese Punkte nicht schmerzen. Fühlen Sie dort jedoch
    einen Schmerz, führen Sie *vata* ausgleichende Maßnah-
    men durch und massieren diese Punkte einige Tage lang
    bis der Schmerz abgeklungen ist. Schmerzen in den
    Füßen werden durch das Pressen dieser Punkte während
    der Ölmassage ebenfalls schrittweise abgebaut.

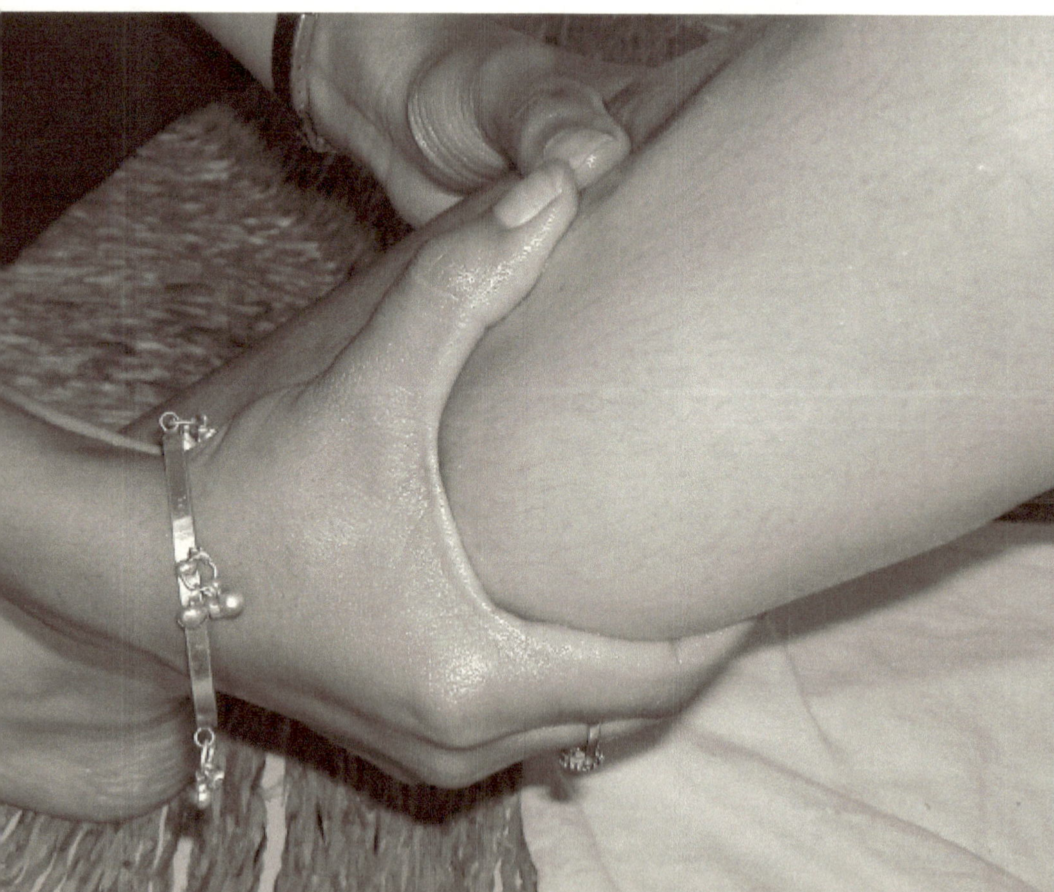

3. Massieren Sie den hinteren Teil des Beins. Fangen Sie direkt unter dem Knie an, indem Sie das Bein halten wie im nachfolgenden Bild gezeigt, und gleiten Sie abwärts, wobei Sie auf den hinteren Teil des Beins Druck anwenden. Ihre beiden Daumen vorne dienen nur dazu, das Bein festzuhalten, sodass Sie hinten Druck anwenden können. Alternativ können Sie die Person sich auf den Bauch legen lassen und den hinteren Teil des Beins mit beiden Händen massieren. Massieren Sie abwärts bis zur Ferse.

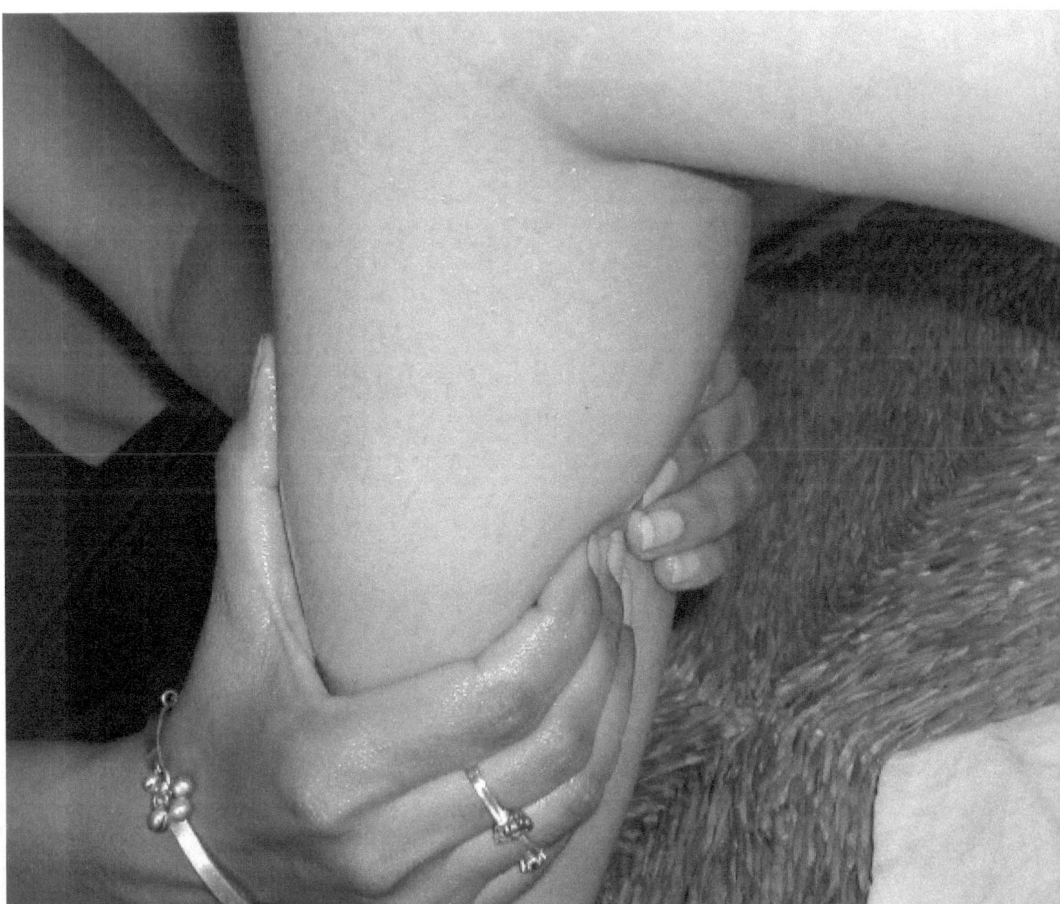

4. Massieren Sie beide Seiten des Beins, indem Sie die Hände
   so halten wie unten dargestellt. Achten Sie darauf, keinen
   Teil auszulassen und jede Stelle mehrfach zu massieren.

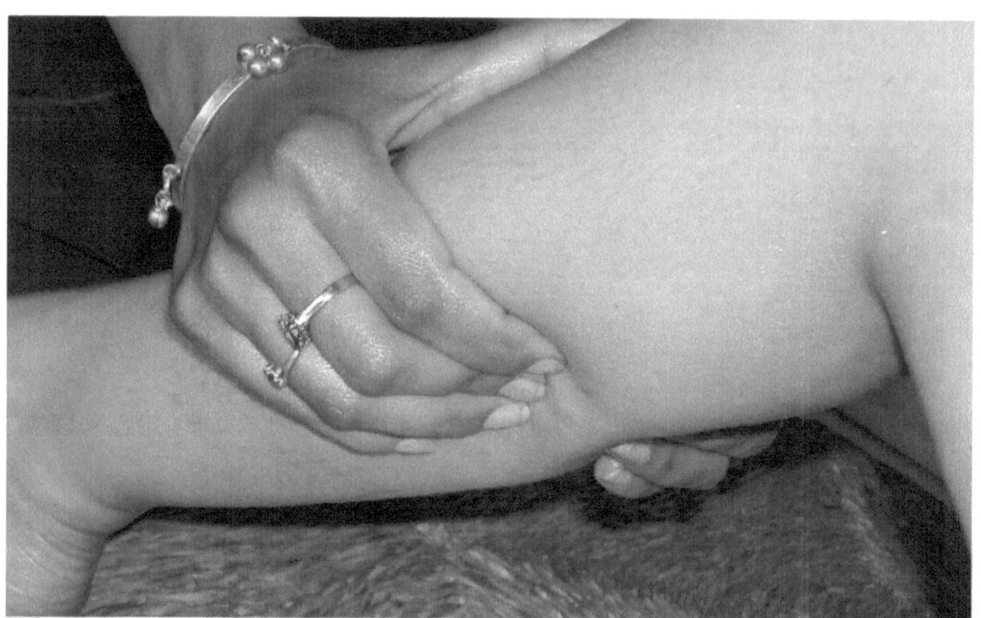

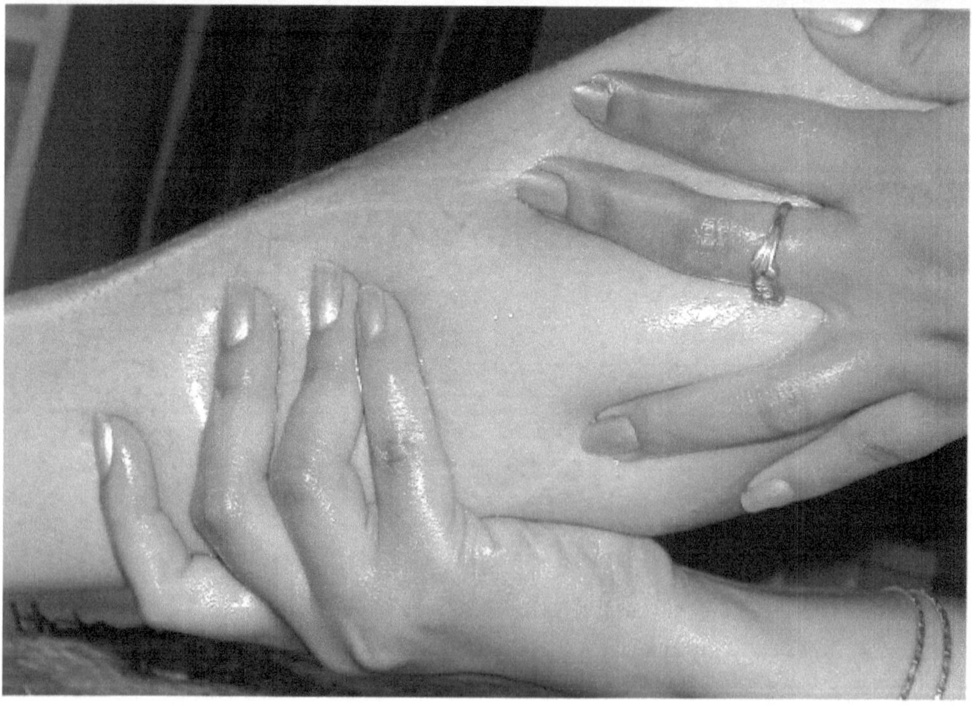

5. Umfassen Sie das Knie mit beiden Händen und massie-
    ren Sie es gründlich von allen Seiten. Beginnen Sie sanft
    und geben Sie dann eine kräftige Massage wie im unte-
    ren linken Bild gezeigt. Halten Sie dann das Knie von
    beiden Seiten mit beiden Händen und pressen Sie es wie
    im unteren rechten Bild abgebildet.

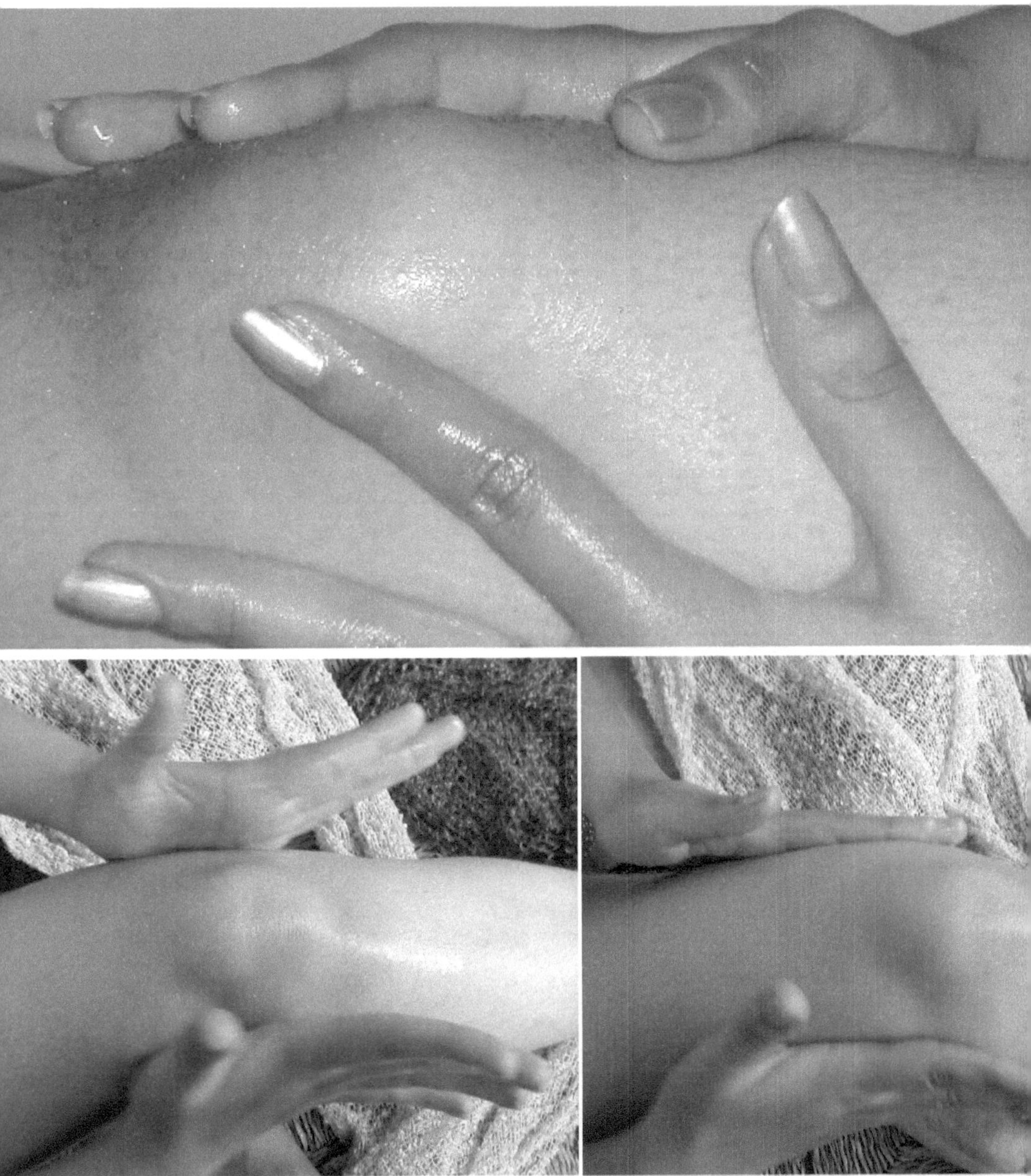

6.   Pressen Sie an verschiedenen Punkten des Knies wie in
     den beiden nächsten Bildern gezeigt.

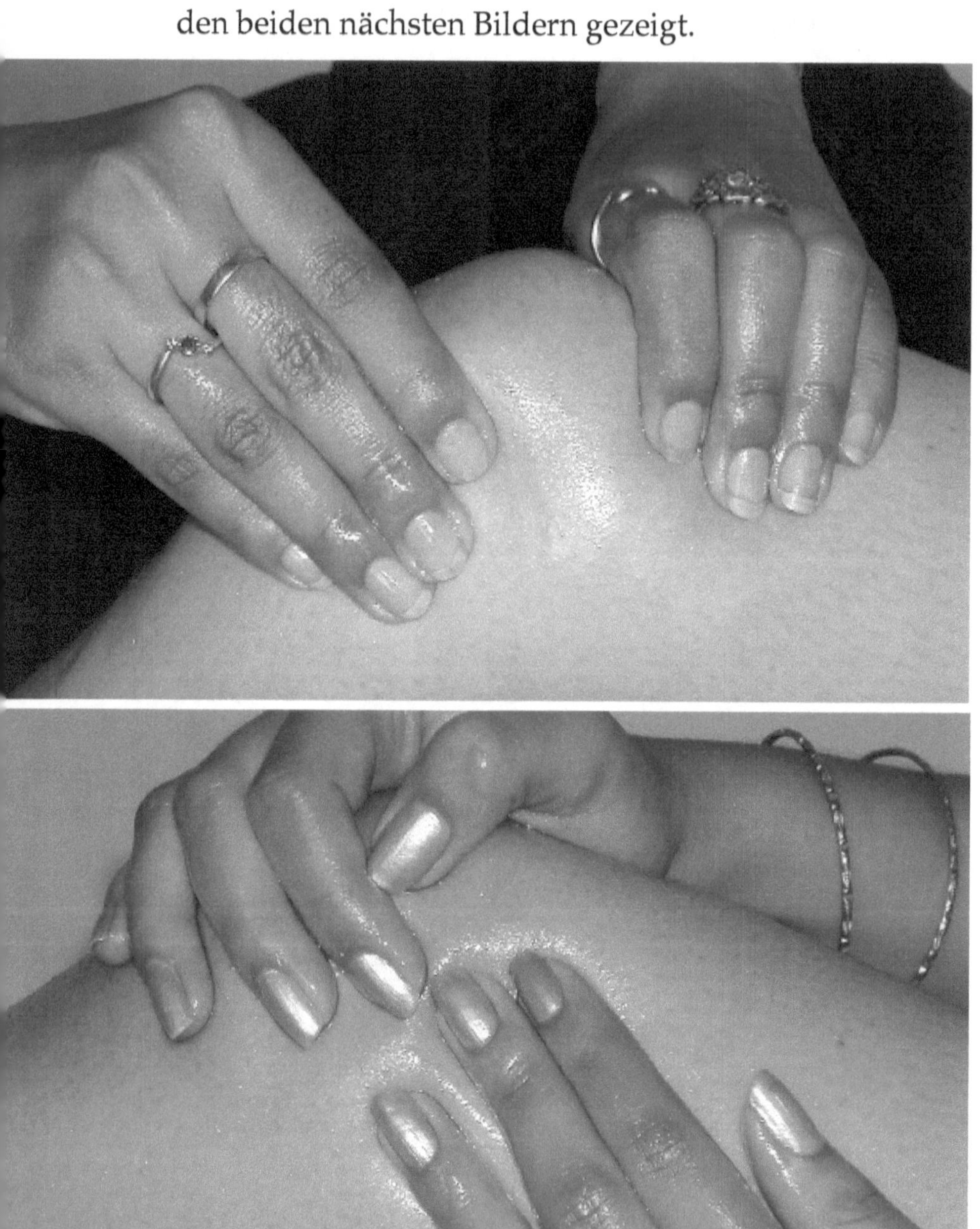

7. Nach dem Knie fahren Sie mit den Massagebewegungen
   fort bis zum Oberschenkel, wie nachfolgend gezeigt.

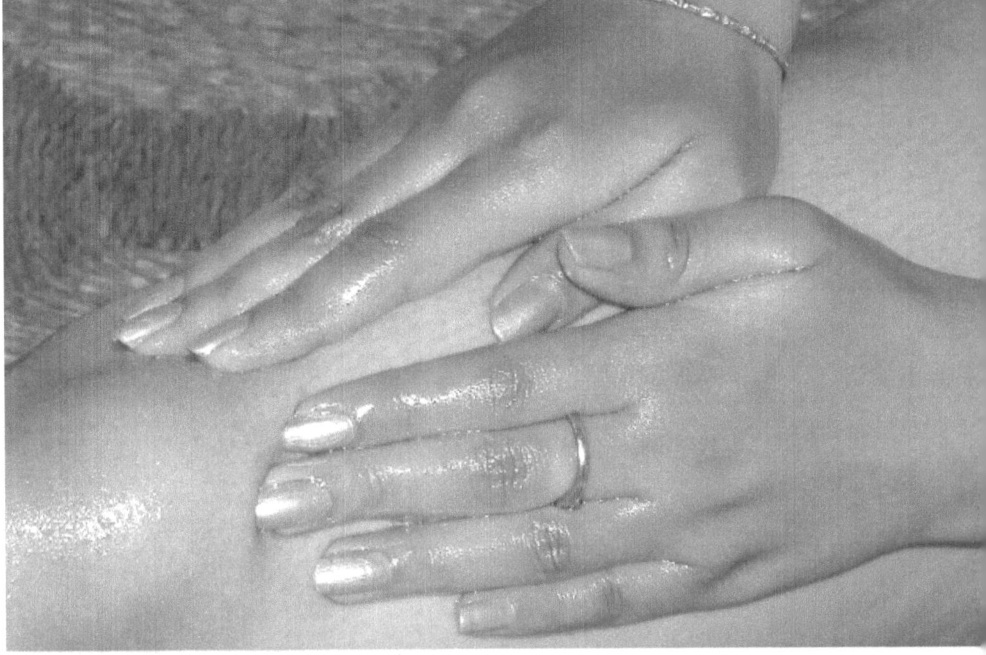

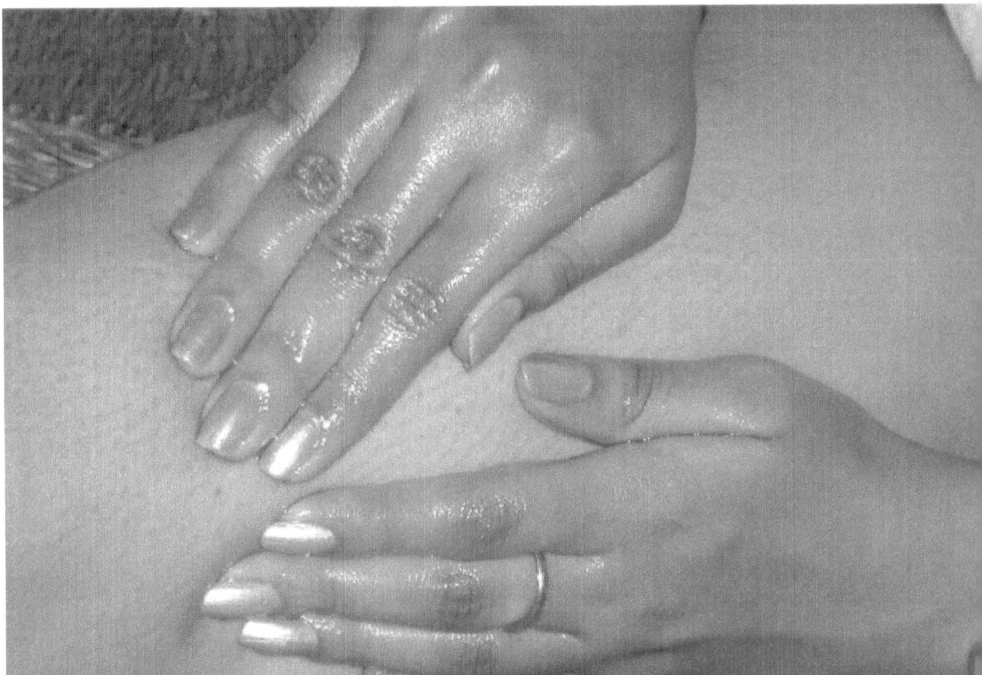

8. Massieren Sie den Oberschenkel aus allen Richtungen, wie Sie es für den Unterschenkel gemacht haben. Wenn Sie die Massage aufwärts beendet haben, machen Sie eine kurze Pause, und führen Sie dann die Bewegungen abwärts gleitend aus, um das Knie mit Energie zu versorgen.

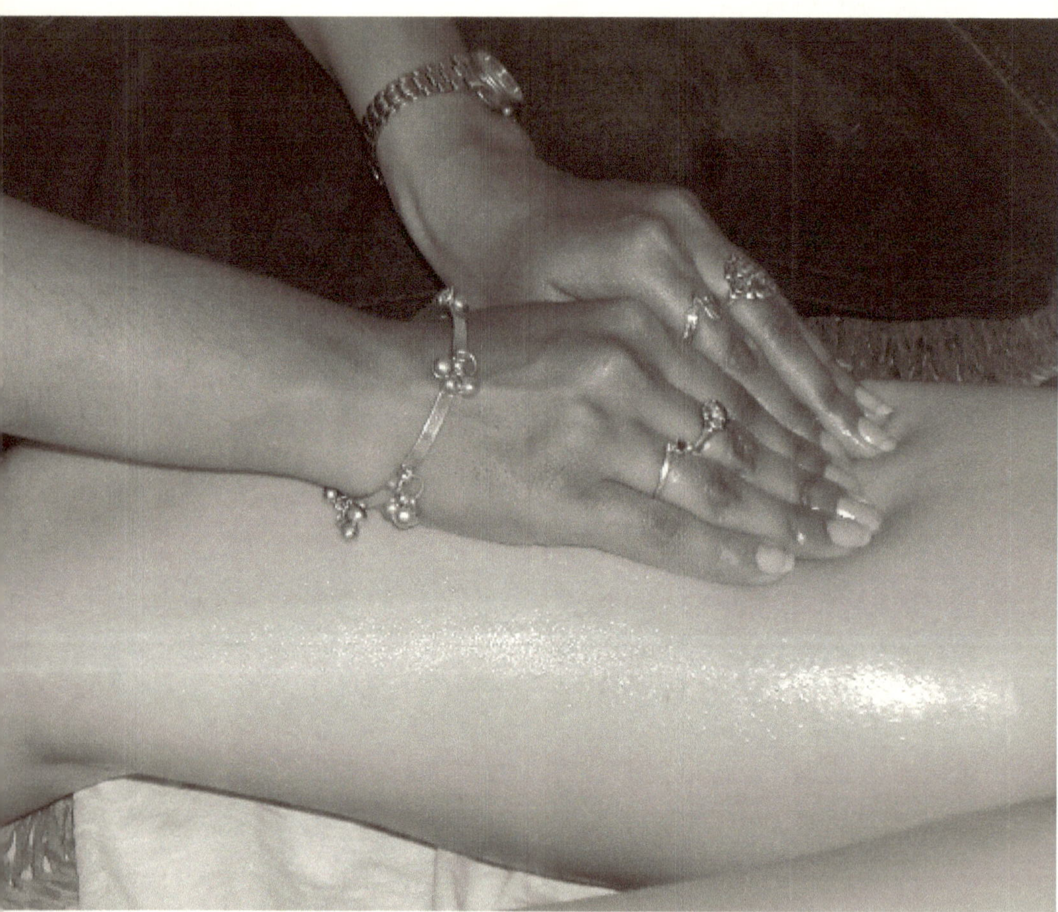

Machen Sie dies sorgfältig für beide Beine. Nehmen Sie sich Zeit, die Massage gründlich zu machen. Der nächste Schritt ist die Massage von Händen und Armen.

Handmassage

1. Geben Sie Öl auf Hand und Arm und beginnen Sie, aus allen Richtungen die gesamte Hand zu massieren. Gleiten sie abwärts zum Handgelenk, wie in den nächsten drei Bildern gezeigt.

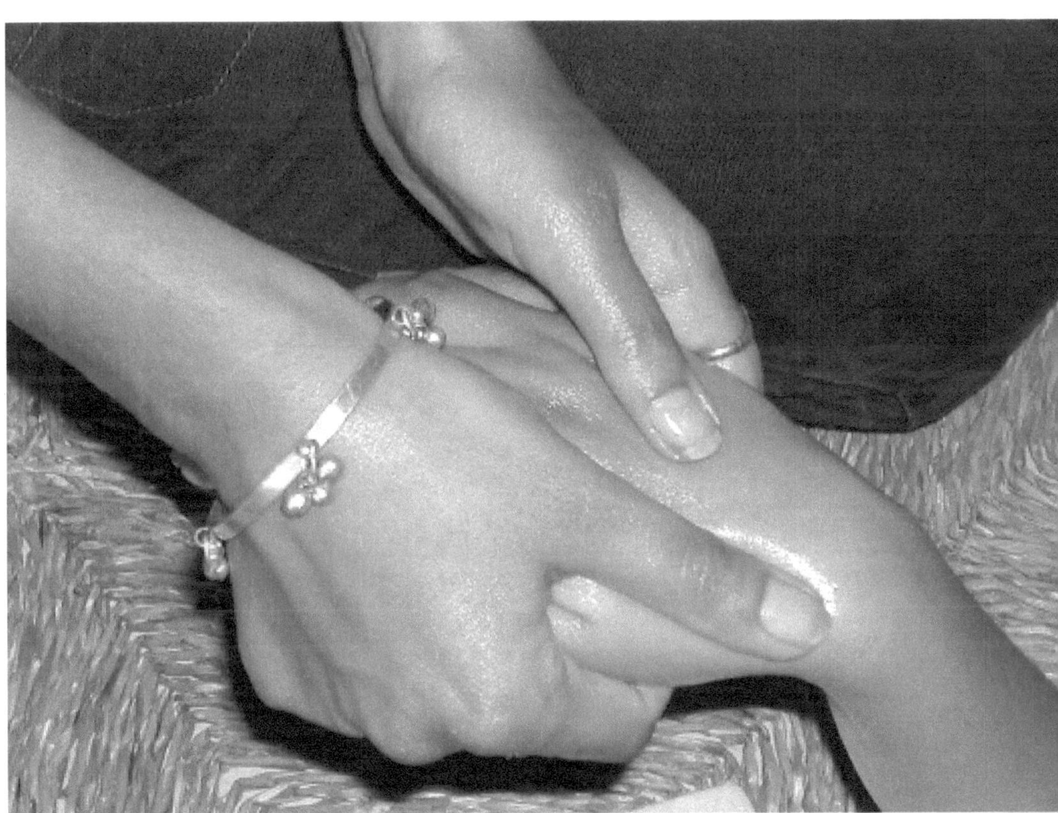

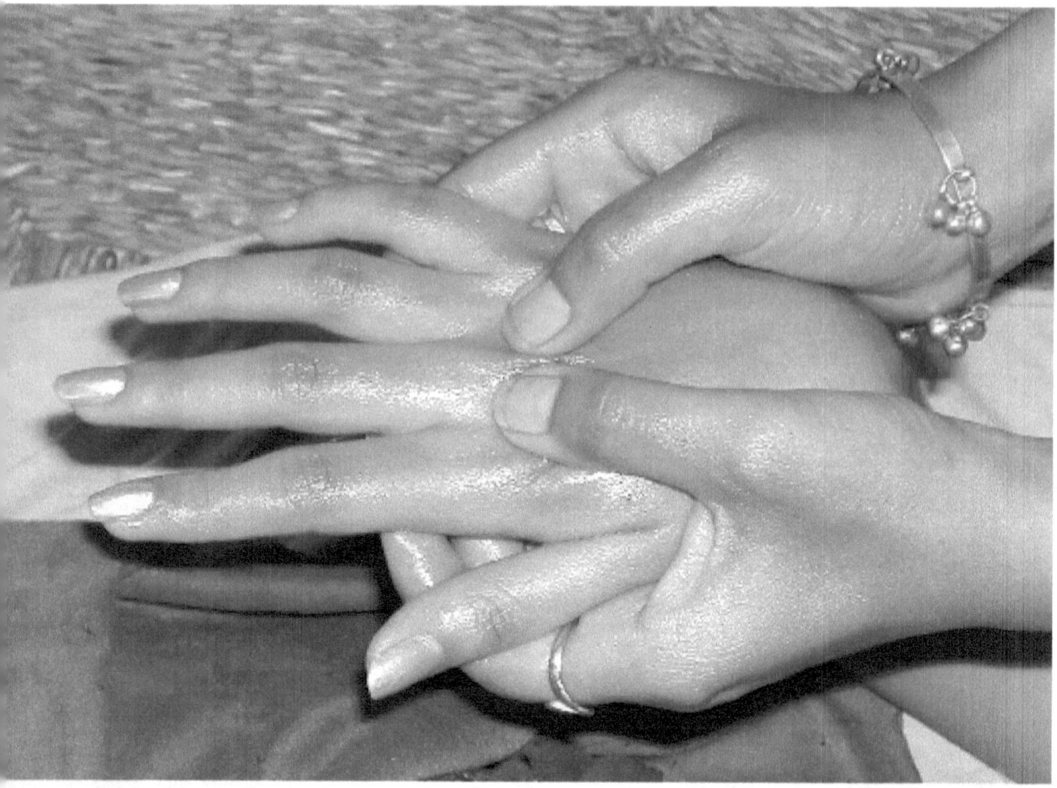

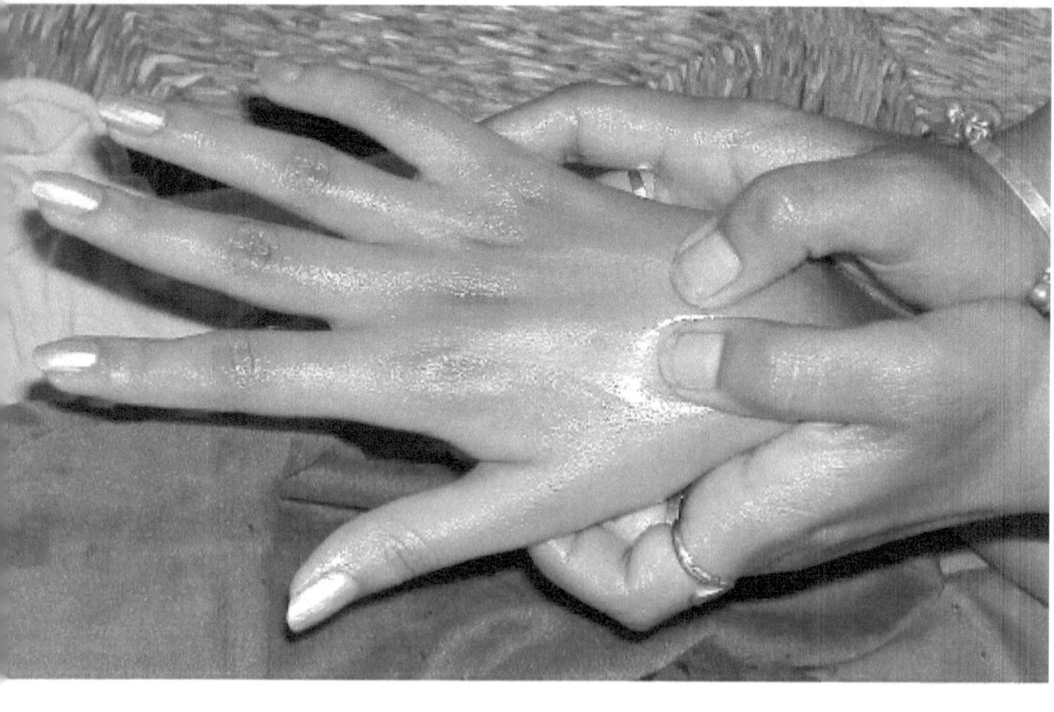

2. Massieren Sie jeden Finger und Daumen, pressen Sie Daumen und Fingerspitzen genauso, wie Sie es für die Füße gemacht haben.

3. Massieren Sie die Zwischenräume der Finger mit Ihrem Daumen in Richtung Handgelenk. Wiederholen Sie dies mehrere Male und wenden Sie mehr Druck an den Stellen an, die Blockaden haben. Normalerweise hat die Seite des kleinen Fingers Blockaden, wenden Sie hier daher mehr Druck an, wie im Bild unten gezeigt.

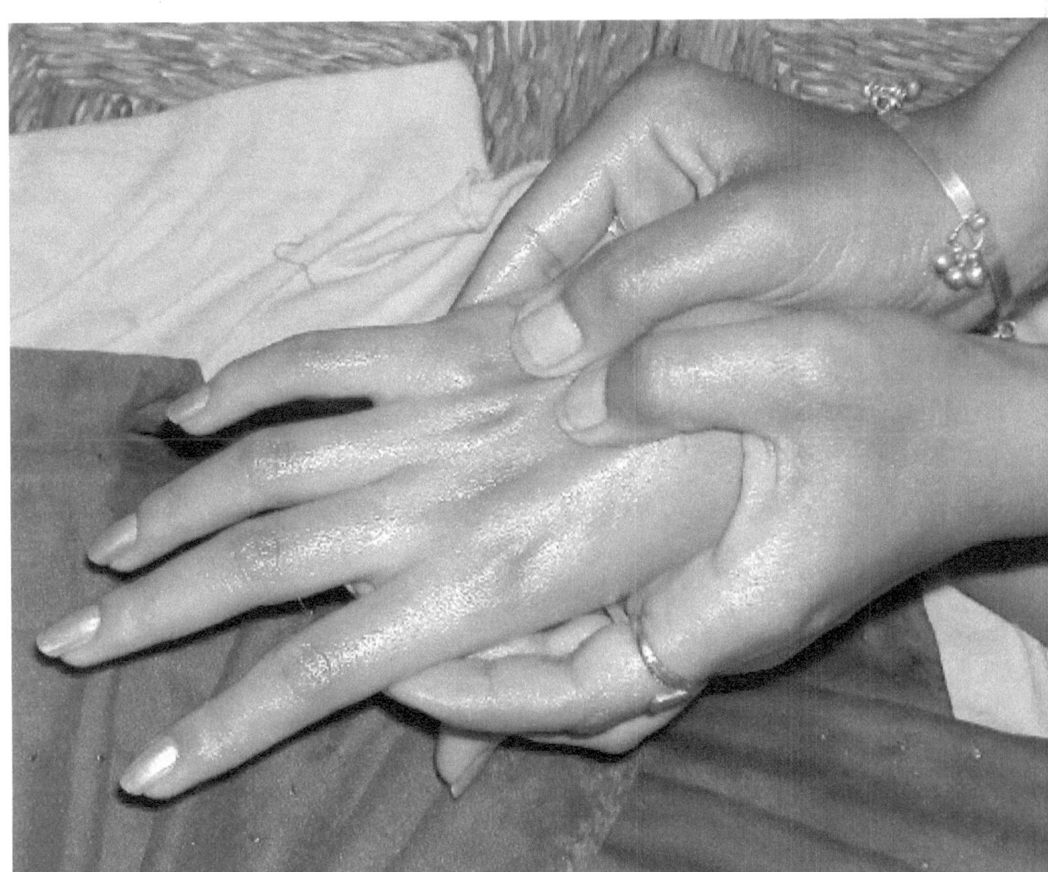

4. Drücken Sie verschiedene Stellen zwischen Daumen und
   Zeigefinger. Diese Punkte zu drücken hilft steifen Nacken
   und Schultern sowie Halsschmerzen zu lindern. In dieser
   Region befinden sich viele verschiedene Punkte, bewe-
   gen Sie Ihren Daumen dort hin und her, um sie zu finden.
   Gehen Sie etwas höher bis zur Wurzel des Zeigefingers.
   Massieren Sie dort mit Druck. Diese Punkte sind für den
   Dickdarm. Diejenigen mit Verdauungsschwierigkeiten
   werden hier Steifheit und Schmerz fühlen.

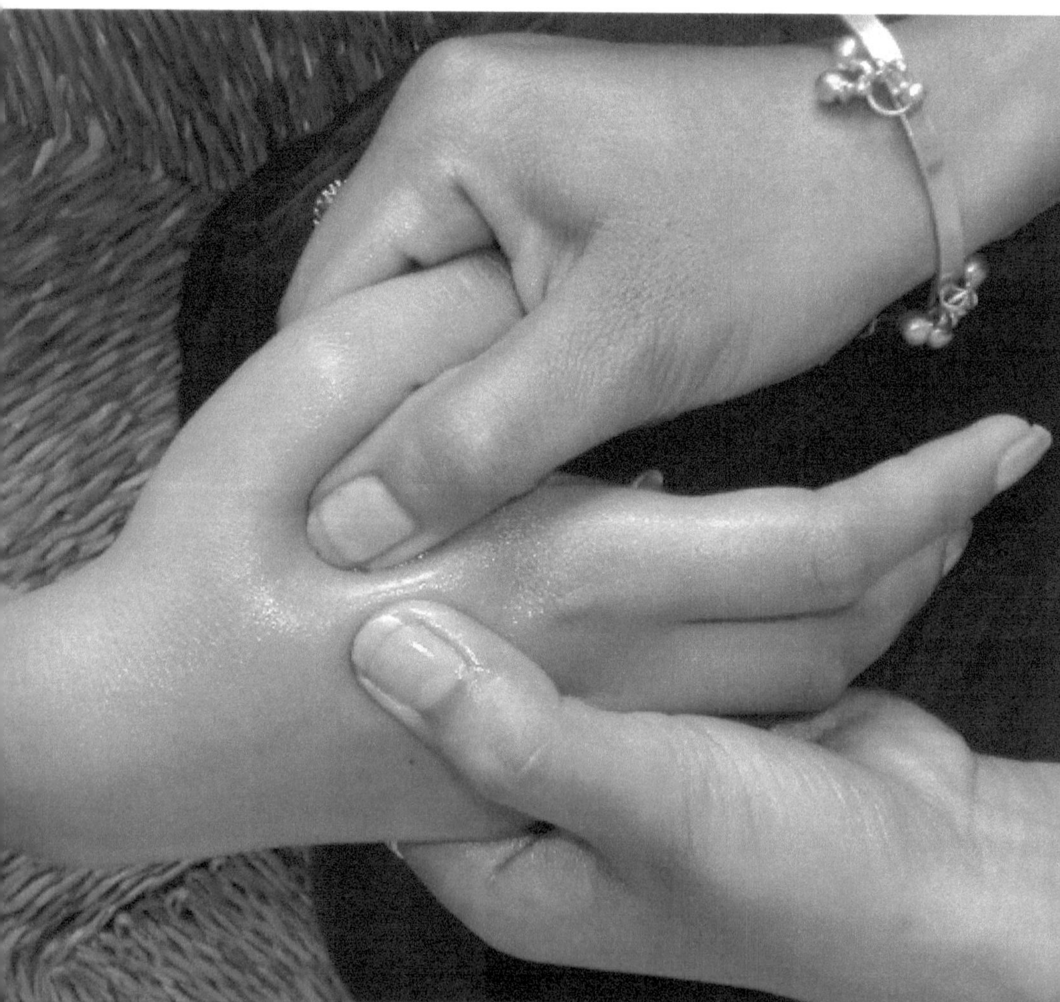

5. Massieren Sie die ganze Handfläche mit Ihren Daumen, indem Sie sie halbmondförmig in die jeweils gegensätzliche Richtung bewegen, genauso so, wie Sie es für die Fußsohle getan haben.

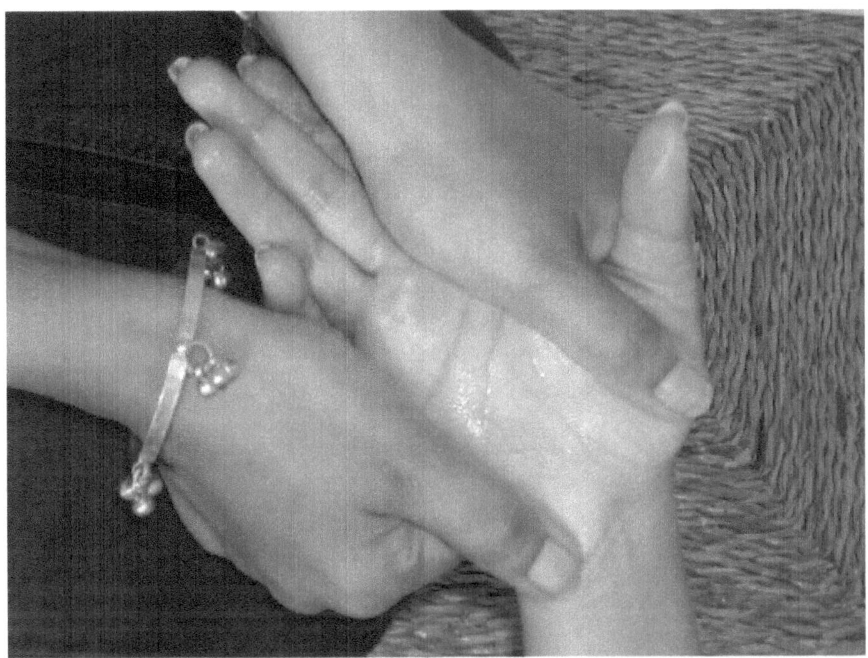

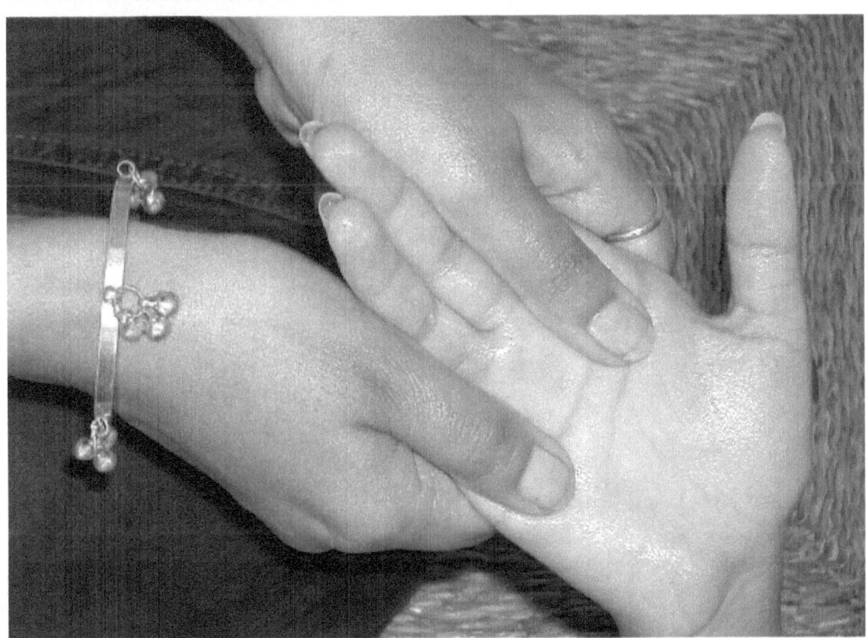

6. Führen Sie längsseitige Bewegungen durch, ausgehend
   von den Fingerspitzen in Richtung Handgelenk. Massieren Sie zunächst mit einem konstanten, sanften Druck
   und stoppen Sie dann, um an jedem Gelenk zu pressen.
   Fühlen Sie irgendwo Schmerz, drücken Sie dort mehrfach und über mehrere Tage, bis Sie keinen Schmerz
   mehr fühlen.

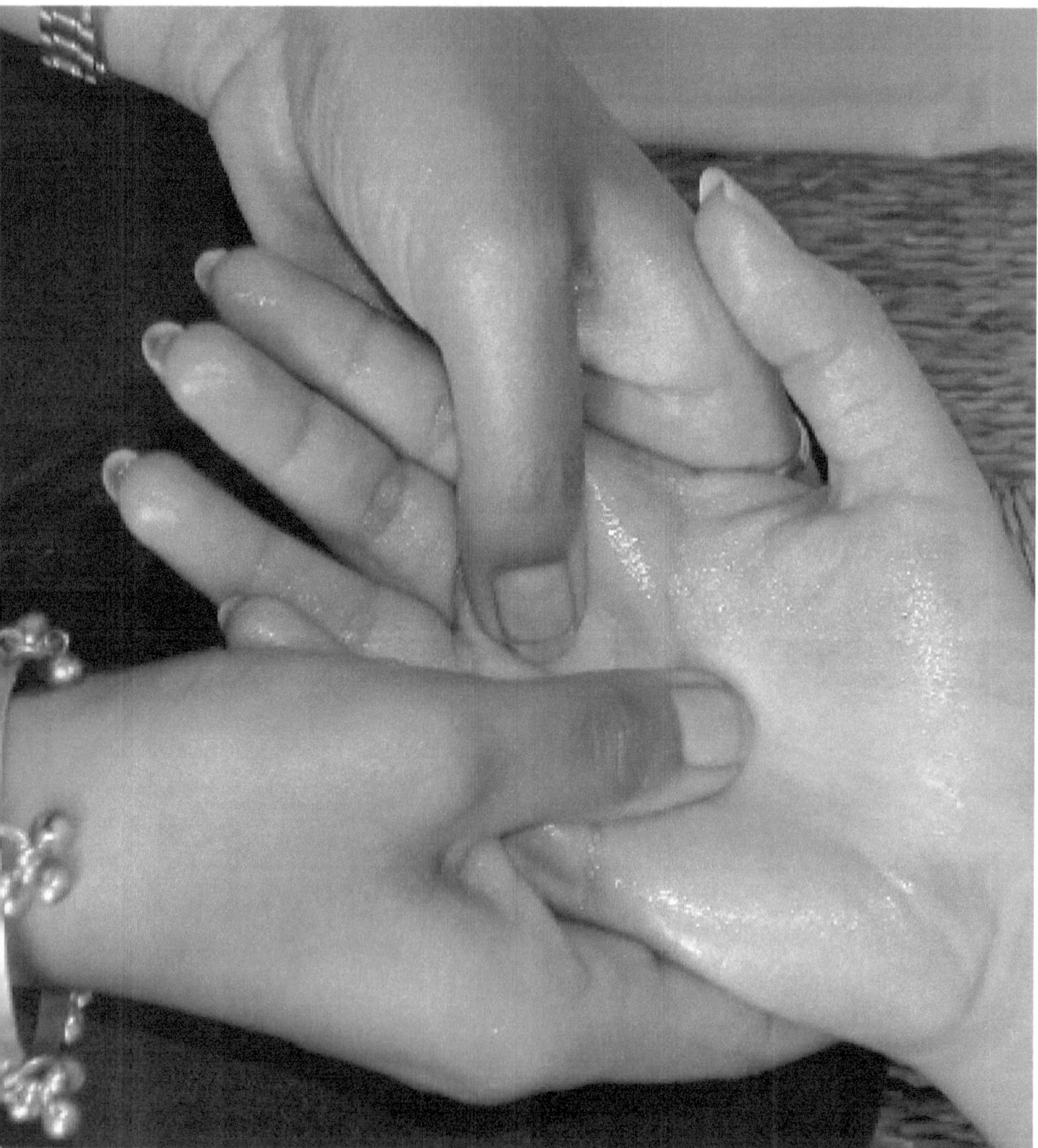

7. Drücken Sie die Seiten der Hände mit festem Druck
an den verschiedenen Punkten, wie in den folgenden
Bildern dargestellt.

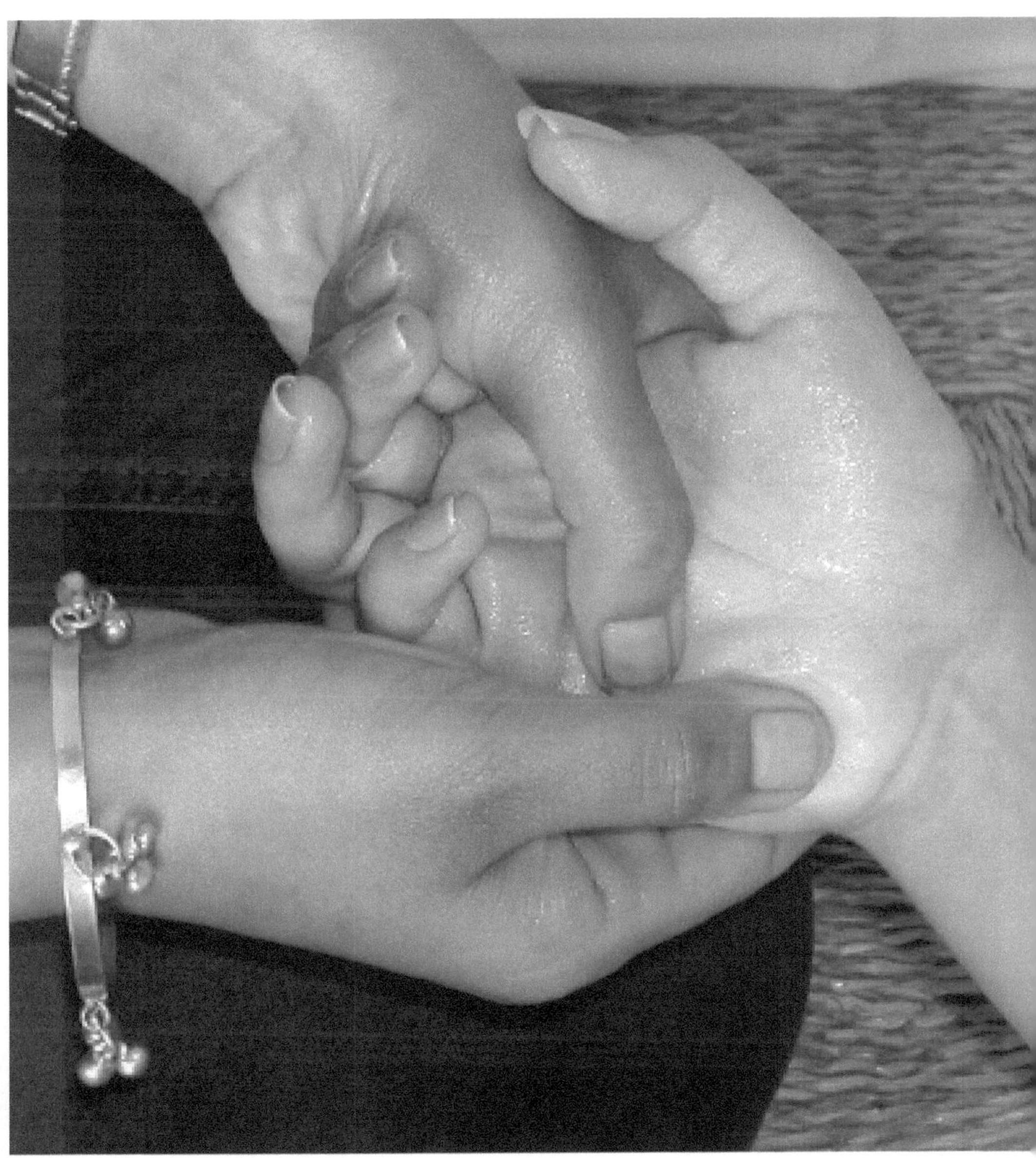

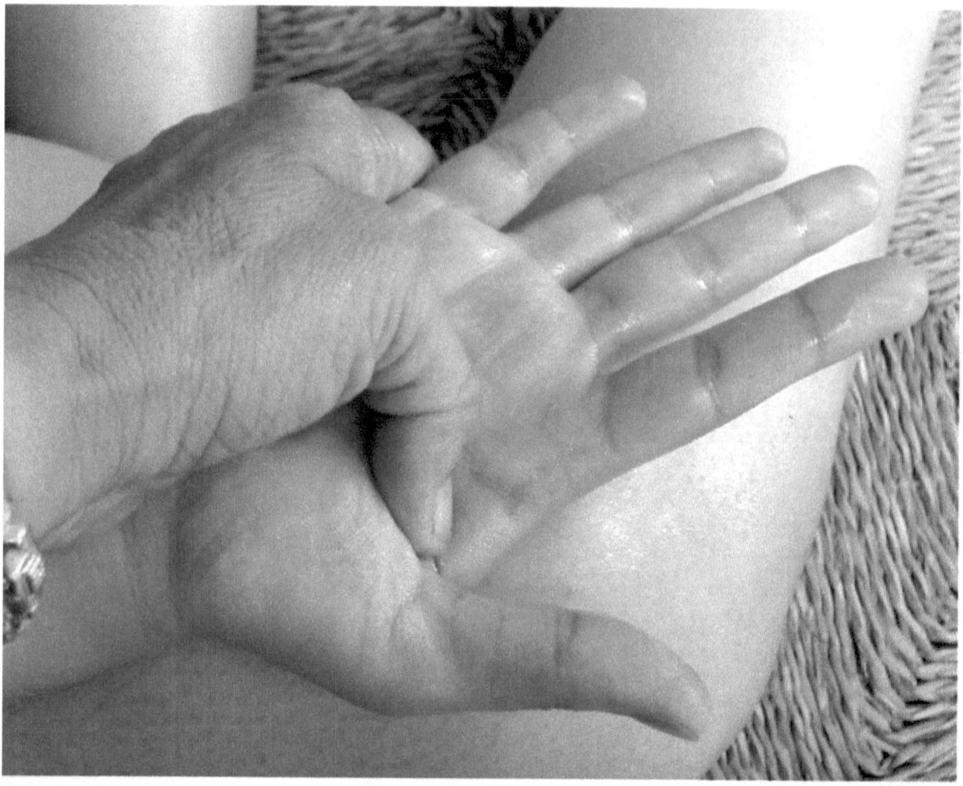

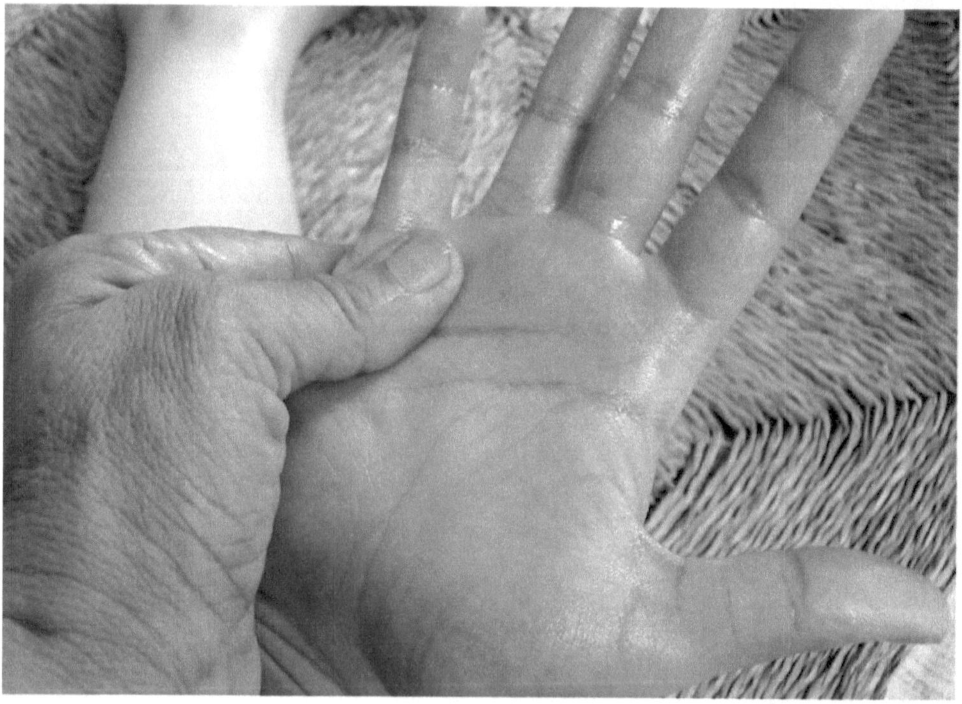

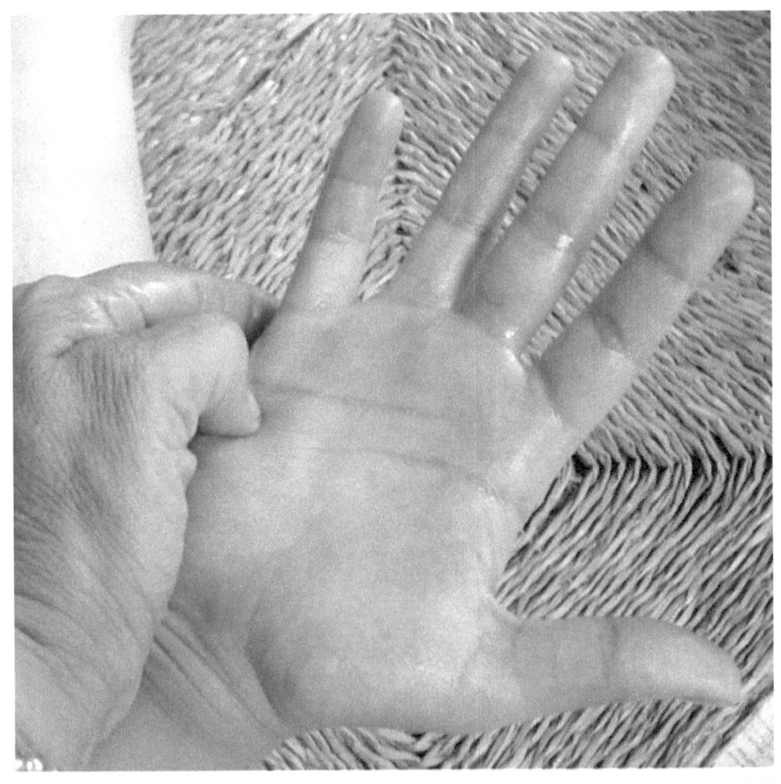

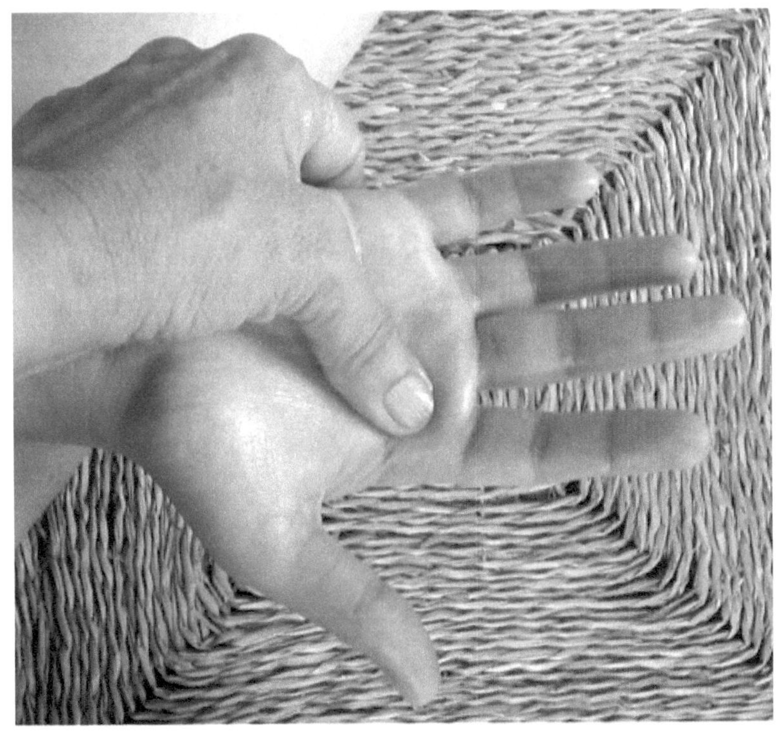

8. Zuletzt halten Sie die Hand so, dass Sie die ganze Hand pressen können. Bewegen Sie die Finger abwärts Richtung Handgelenk.

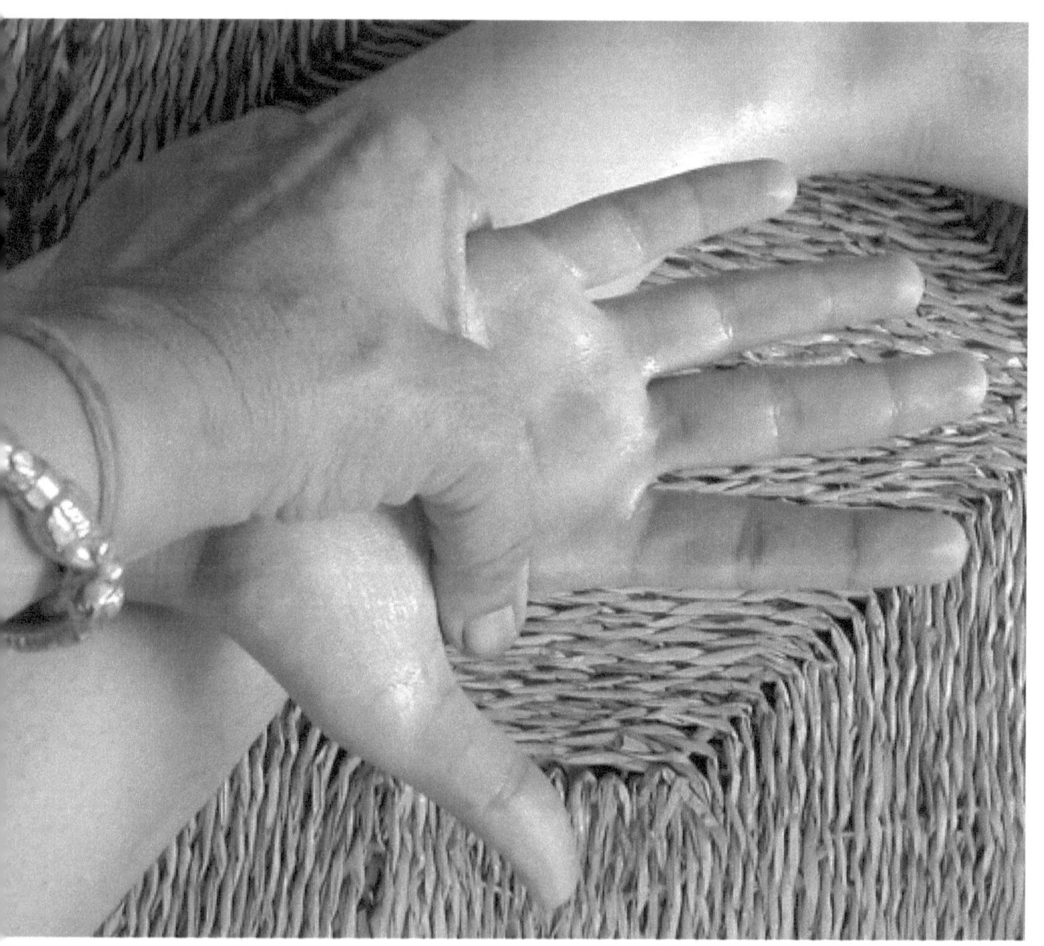

Armmassage

1. Reiben Sie den Arm mit Öl ein und massieren Sie den
   ganzen Arm, indem Sie ihn mit einer Hand halten und
   mit der anderen abwärts gleiten, wie in den nachfolgenden Fotos gezeigt.

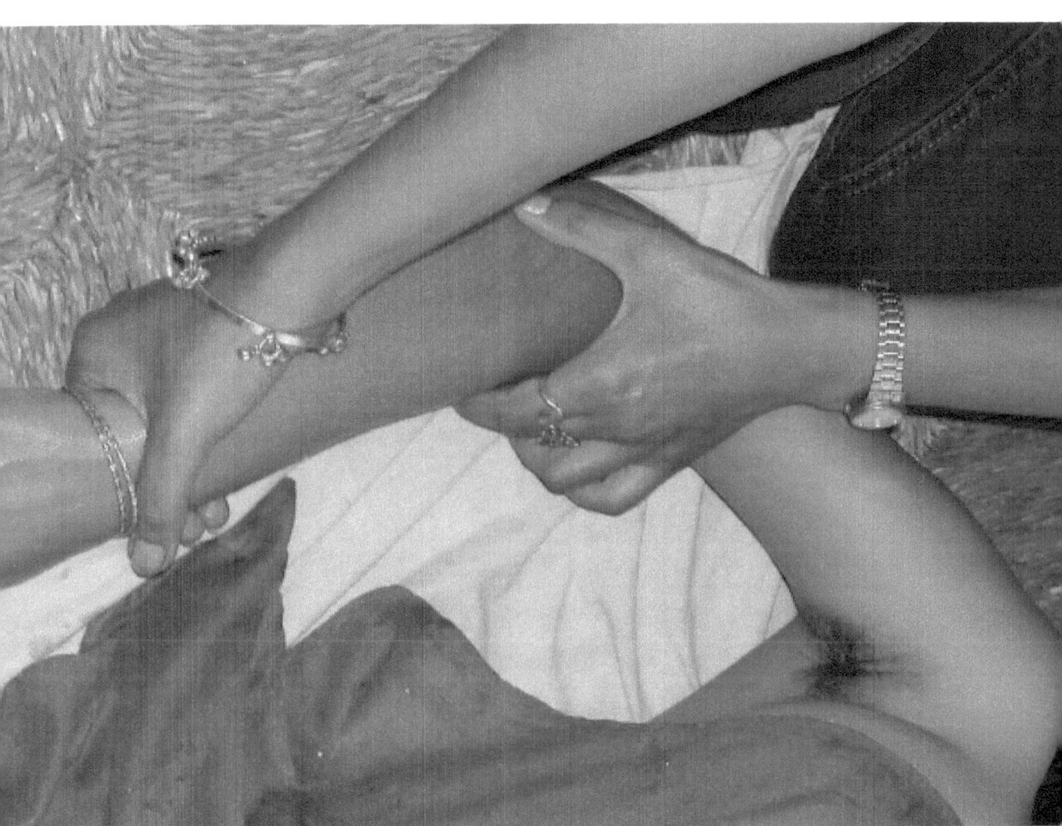

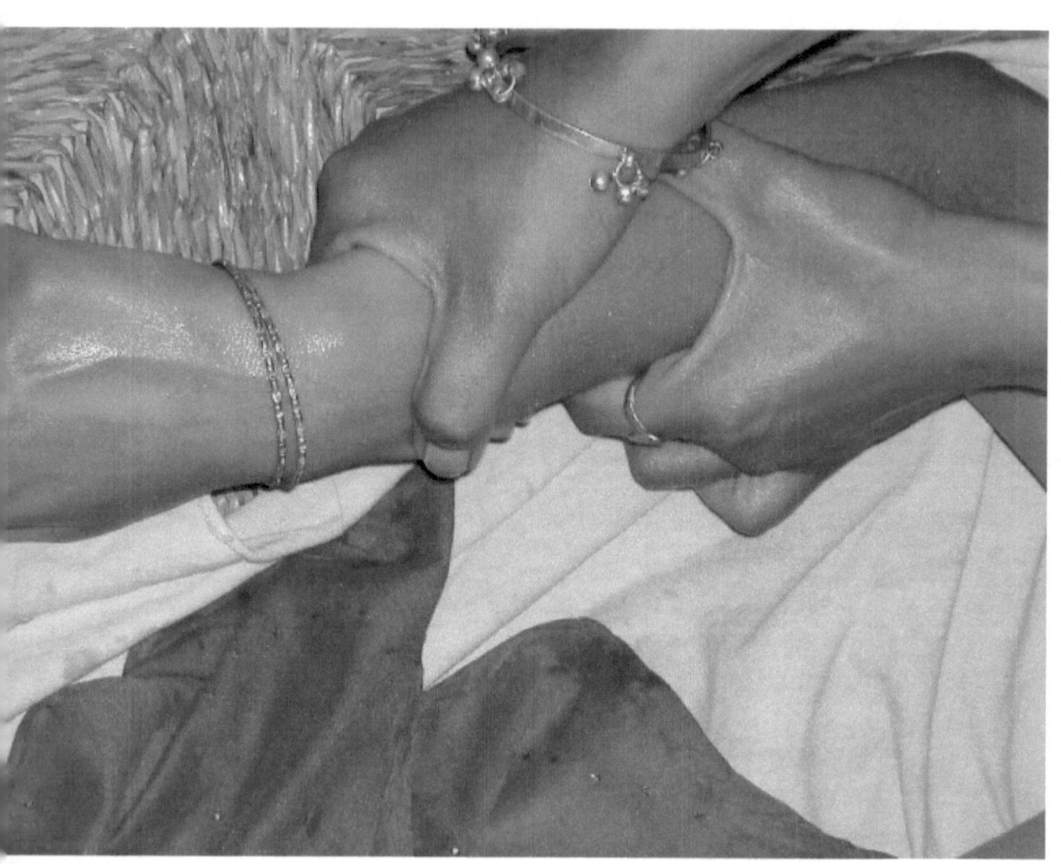

2. Drücken Sie die Punkte am Ellbogengelenk, wie nachfolgend abgebildet.

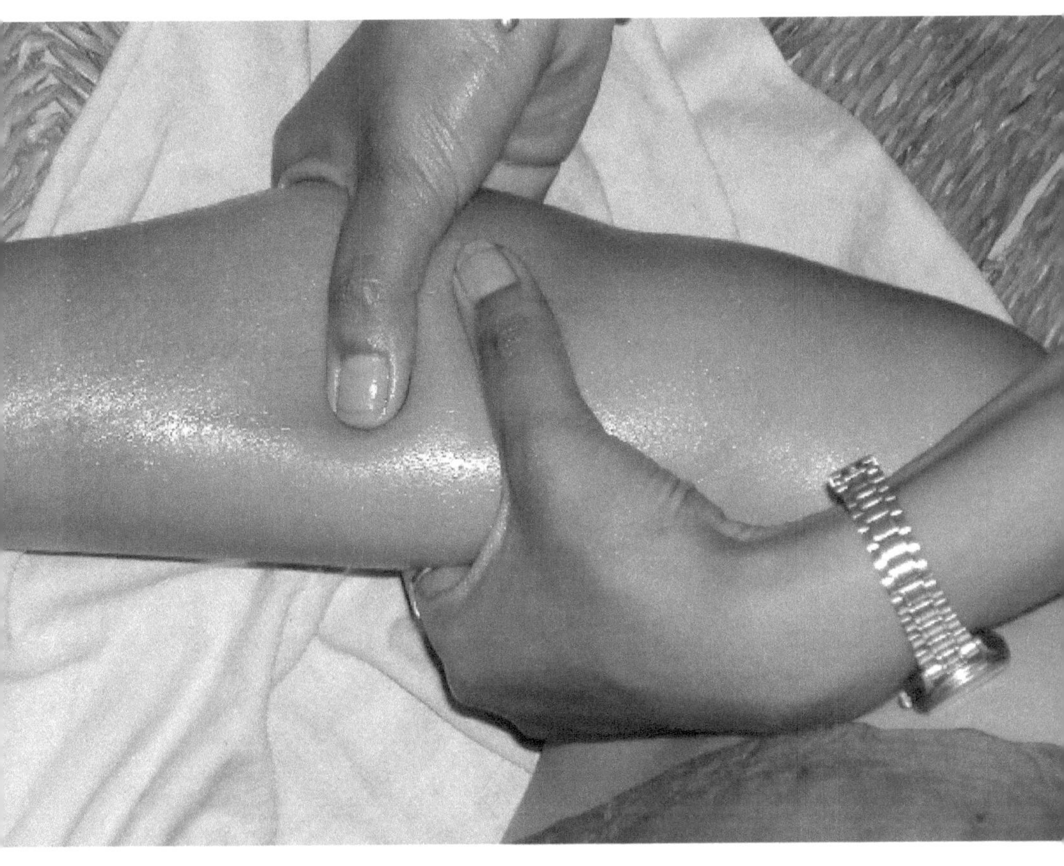

3. Massieren Sie weiter den Oberarm aufwärts. Stellen
   Sie sicher, alle Seiten des Arms zu massieren, um jeden
   einzelnen Muskel mit Energie zu versorgen.

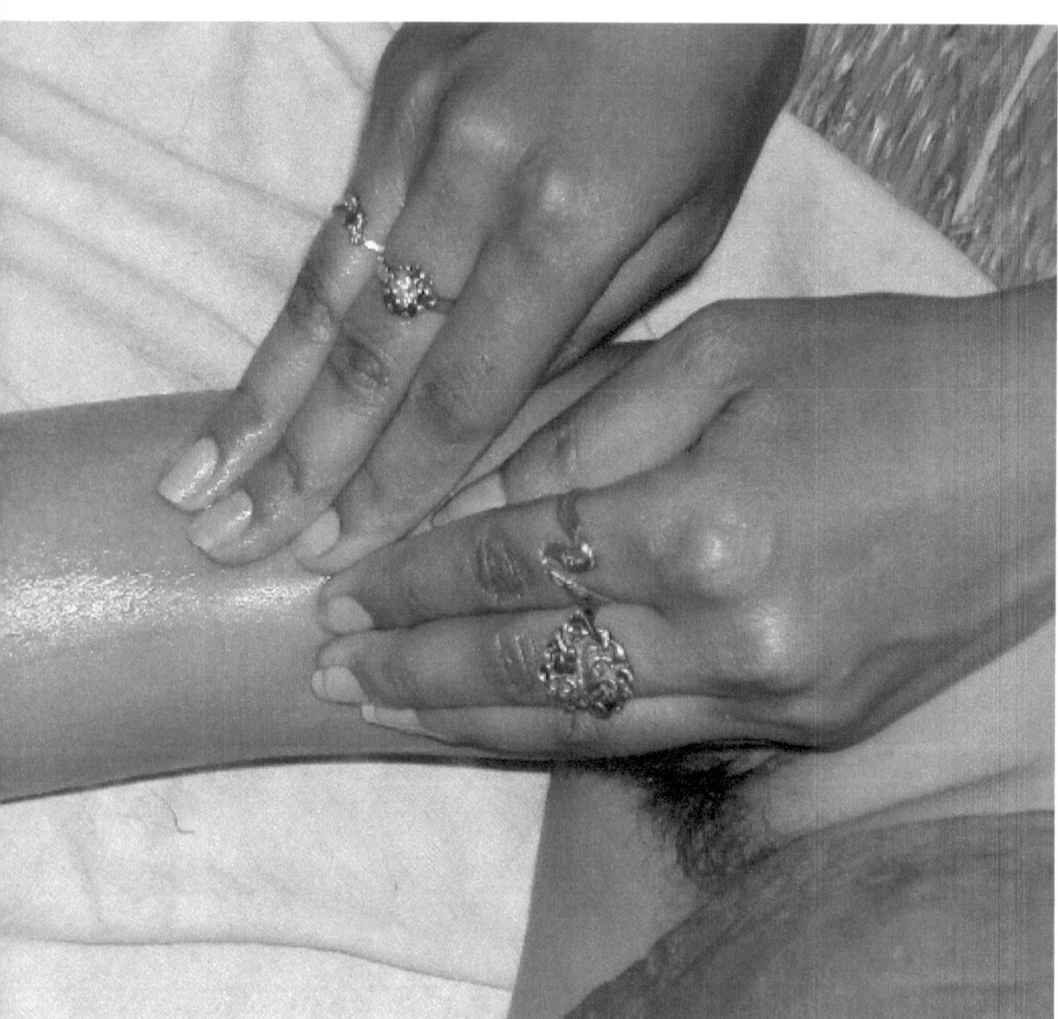

Nacken- und Schultermassage

Es ist bequemer und besser, die Person für die Nacken- und Schultermassage im Sitzen zu behandeln. Diese beiden Körperteile sind aus zwei Gründen sehr wichtig. Zum einen tun wir das Meiste unserer Arbeit mit Händen und Armen. Schultermuskeln und unsere Brustregion werden ständig benutzt, ebenso wie überanstrengt. Zweitens verlaufen die Blutversorgung zum Gehirn und die Nervenversorgung vom Gehirn zum Körper durch den Nacken. Aus diesem Grund sollte der Nacken von Überanstrengung und Blockaden freigehalten werden. Schultern und Nackenregion sind oft durch falsche Haltung belastet, verursacht durch ein schlecht proportioniertes Arbeitsumfeld (Küchenanrichte, Computertastatur, Schreibtisch etc.), welches zu hoch oder zu tief angebracht ist, als dass es die Arme bequem erreichen könnten.

1. Reiben Sie die Nacken- und Schulterregion mit Öl ein. Nehmen Sie beiden Hände und lassen Sie sie gleichzeitig von der Nackenseite zu Schulter gleiten. Wiederholen Sie dies mehrere Male.

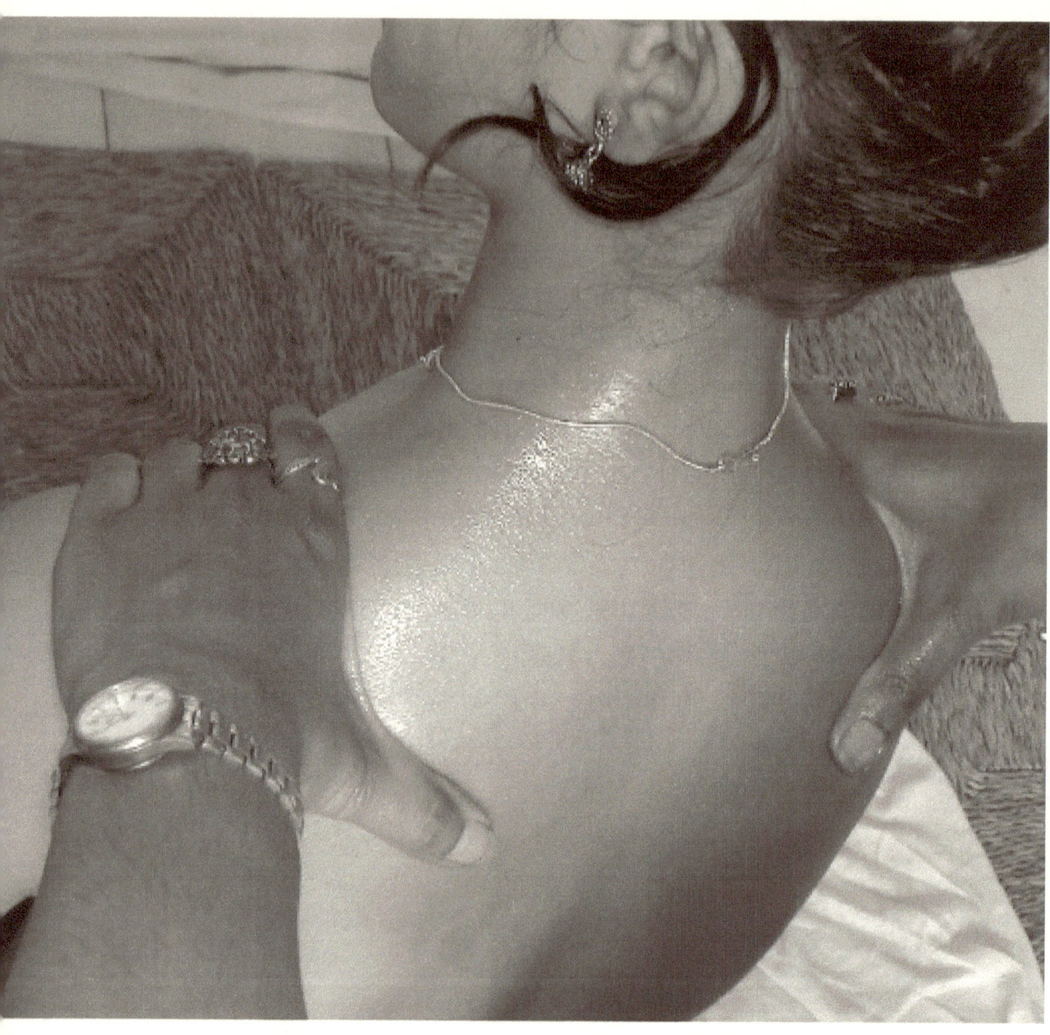

2. Positionieren Sie Ihre Hände wie auf dem oberen Bild der nächsten Seite gezeigt und üben Sie mit Ihren Daumen kreisförmige Bewegungen aus, simultan auf beiden Seiten der Wirbelsäule. Drücken Sie, um zu sehen, ob klumpige oder harte Stellen vorhanden sind. Wenden Sie einen konstanten Druck auf diese Stellen an. Bewegen Sie sich abwärts Richtung Schultern wie im unteren Bild gezeigt.

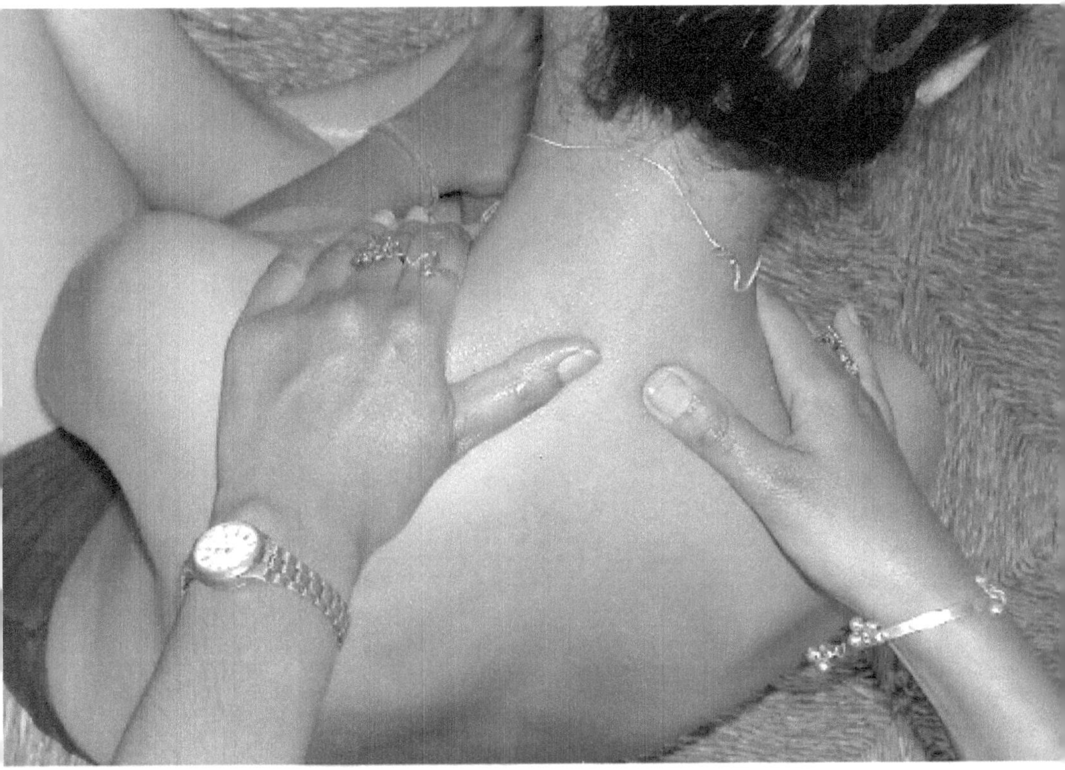

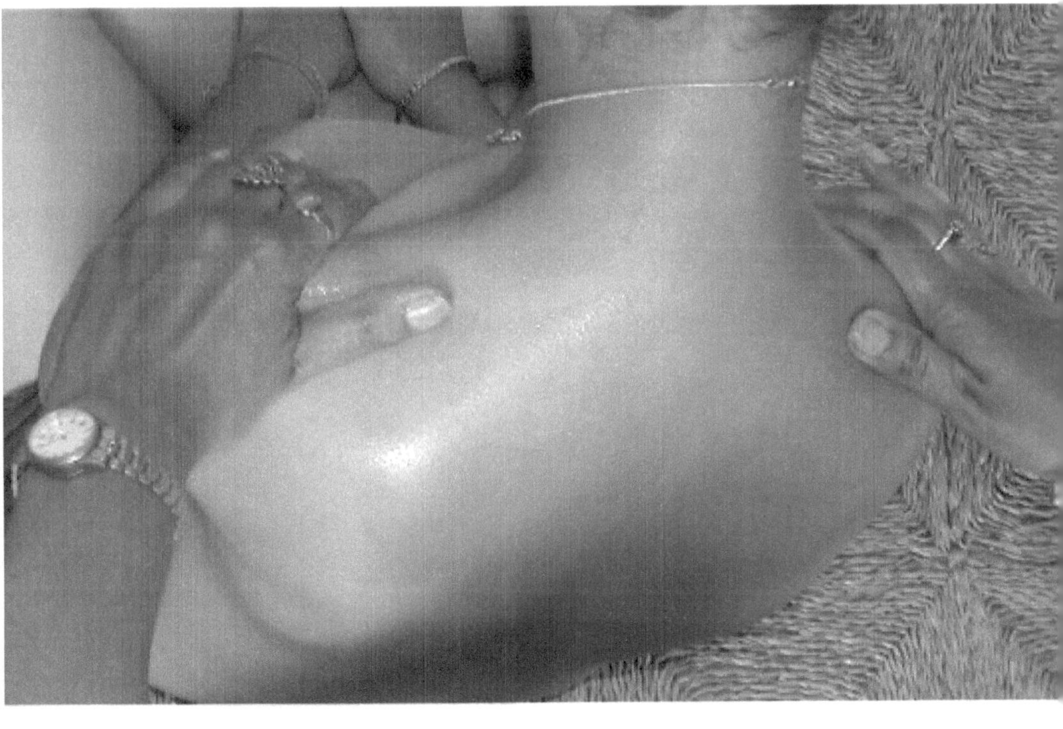

3. Legen Sie beide Hände in die Mitte des Nackens auf
   beide Seiten neben der Wirbelsäule und gleiten Sie mit
   ihnen mit konstantem Druck abwärts. Wiederholen Sie
   dies mehrere Male.

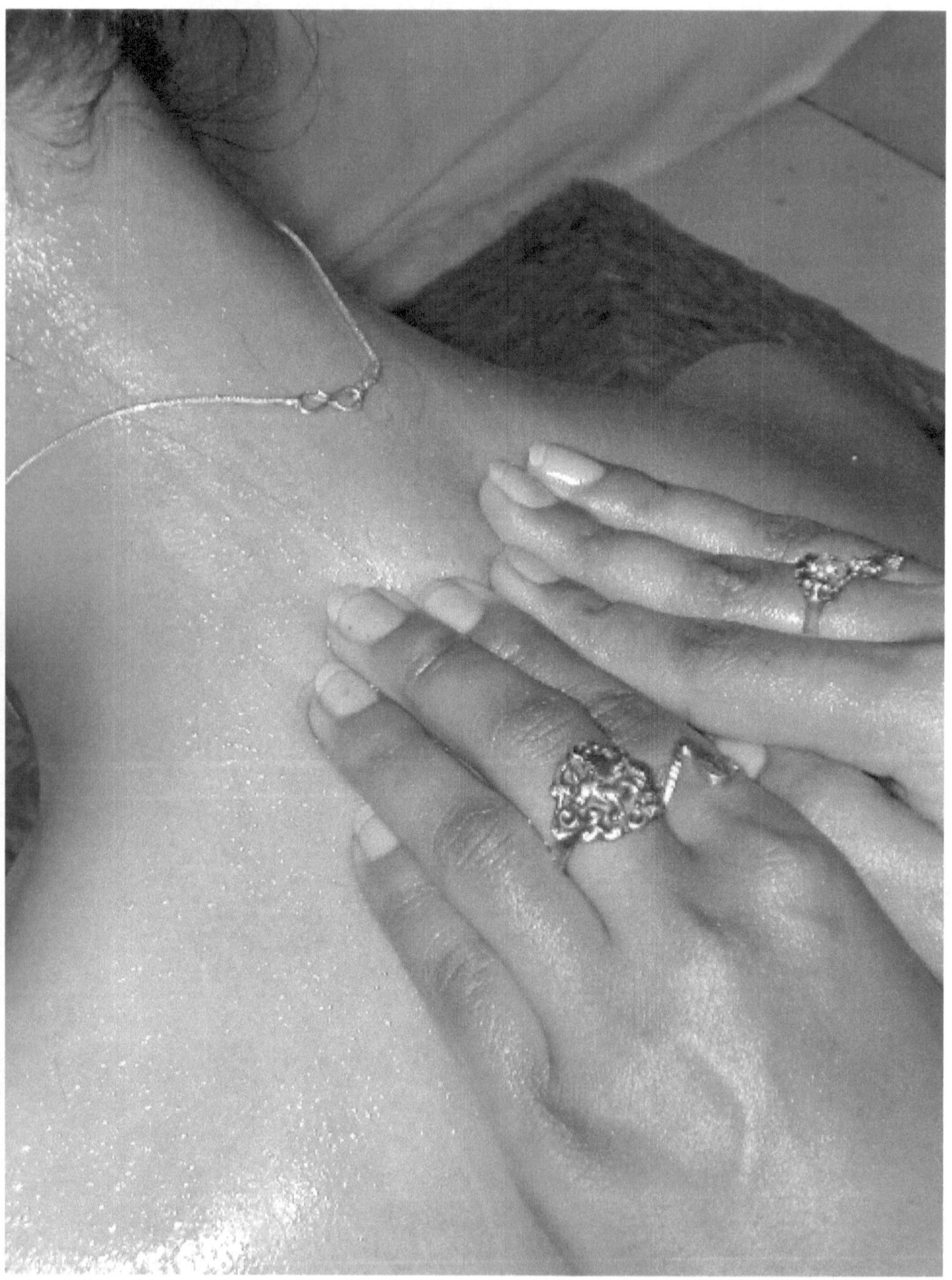

4. Wenden Sie hier mehr Druck auf beiden Seiten der
   Wirbelsäule an, indem Sie Ihre Daumen wie im nachfolgenden Bild benutzen.

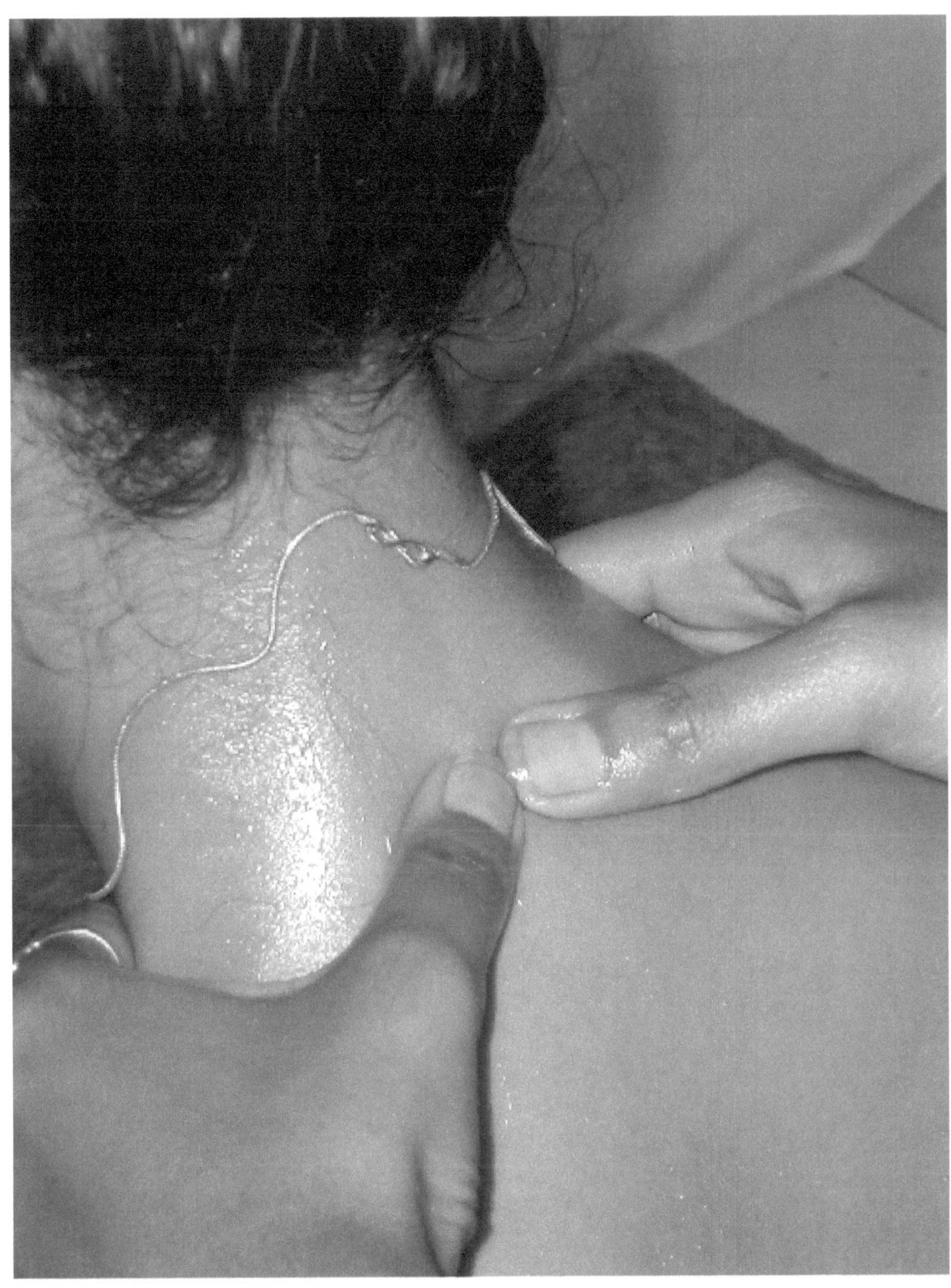

5. Lassen Sie die Person sich hinlegen, um einige besondere Druckpunkte in der Nackenregion zu behandeln. Diese Punkte sind sehr wichtig für eine gute Blutzirkulation des Gehirns. Bei manchen Menschen schmerzen diese Punkte. Nach wiederholter Massage über mehrere Tage lösen sich diese Blockaden auf. Der erste Punkt ist genau hinter dem Ohrläppchen, direkt in der Mulde hinter dem Kieferknochen. Drücken Sie diesen Punkt auch auf der anderen Seite des Nackens.

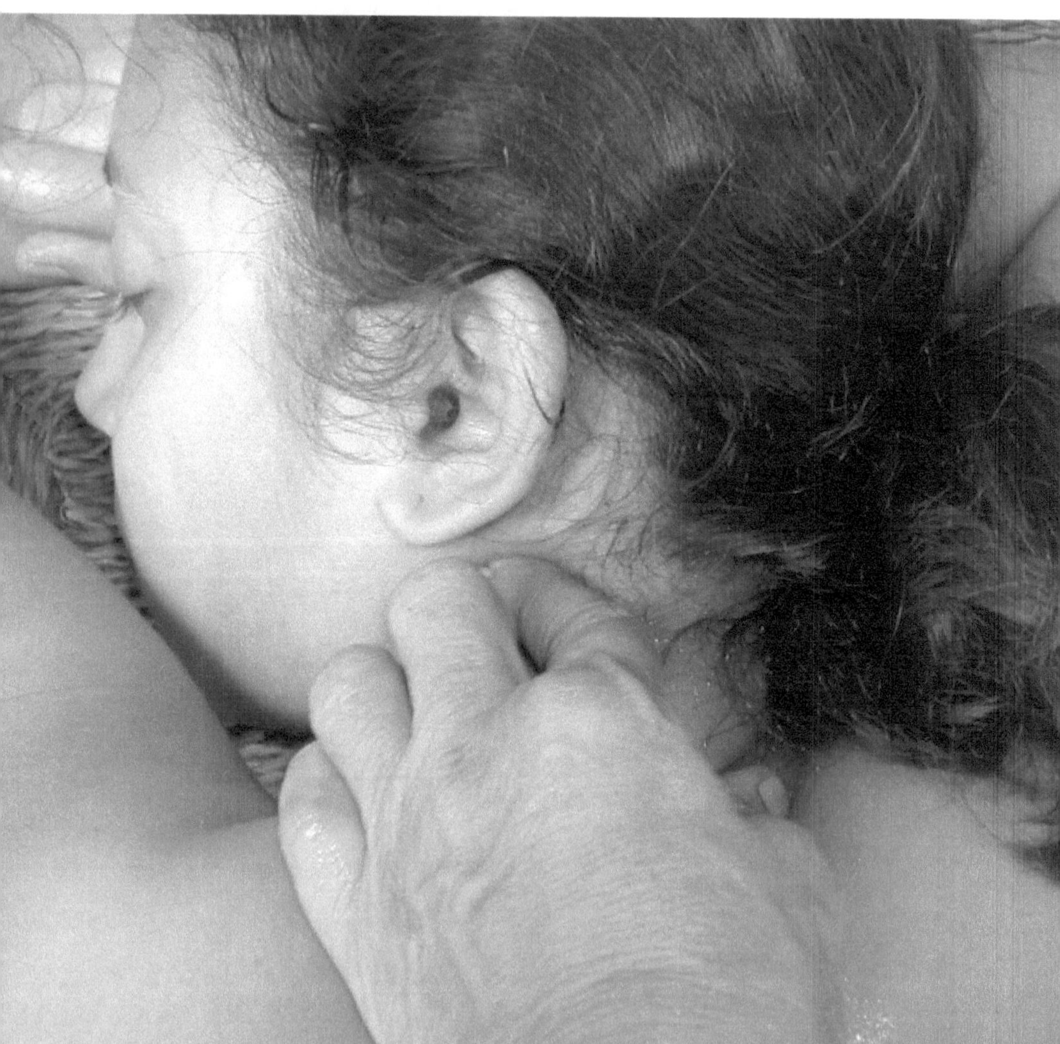

6. Etwas unterhalb der eben genannten Stelle wenden Sie nun mit drei Fingern Druck an. Machen Sie das Gleiche auf der anderen Seite.

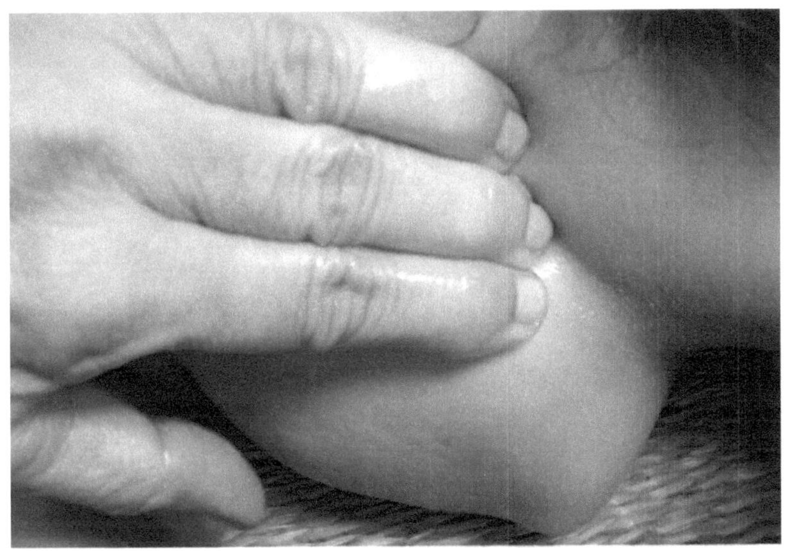

7. Der letzte Schritt ist eine Art Kneifen des Nackens wie in den beiden folgenden Bildern gezeigt. Halten Sie den ganzen oberen Teil des Nackens zwischen Ihren Daumen und Finger und drücken Sie. Anschließend kneifen Sie in verschiedene Stellen des Nackenmuskels wie unten rechts gezeigt.

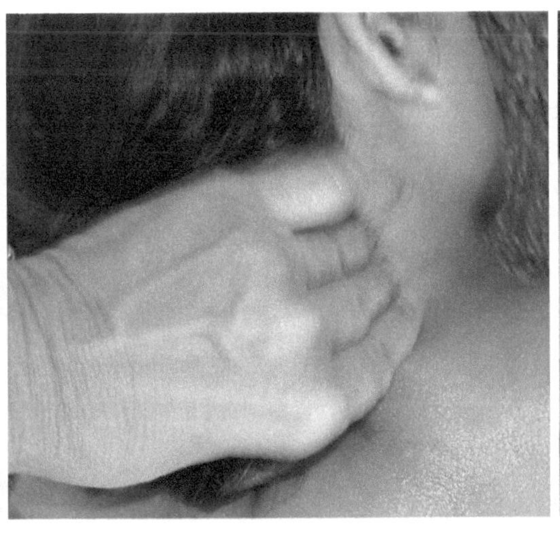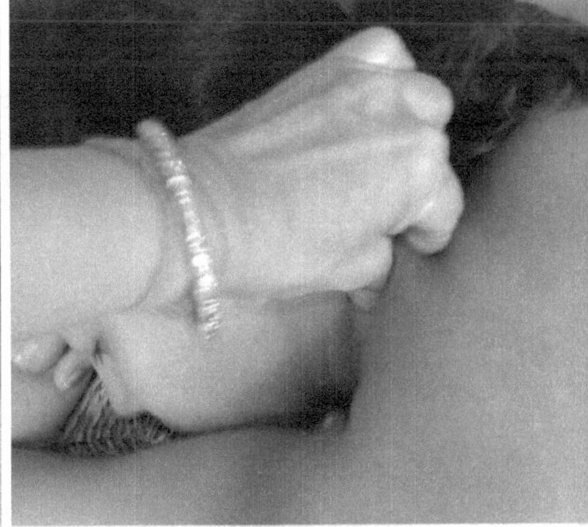

Rückenmassage

1. Lassen Sie sich die Person auf den Bauch legen und stellen Sie sicher, dass er oder sie völlig entspannt ist. Beginnen Sie damit, den Rücken einzuölen. Wenn der gesamte Rücken gut eingeölt ist, beginnen Sie die Massage mit beiden Händen links und rechts von der Wirbelsäule, wie in den nächsten drei Photos gezeigt. Der Druck sollte sanft, konstant und gleichmäßig sein.

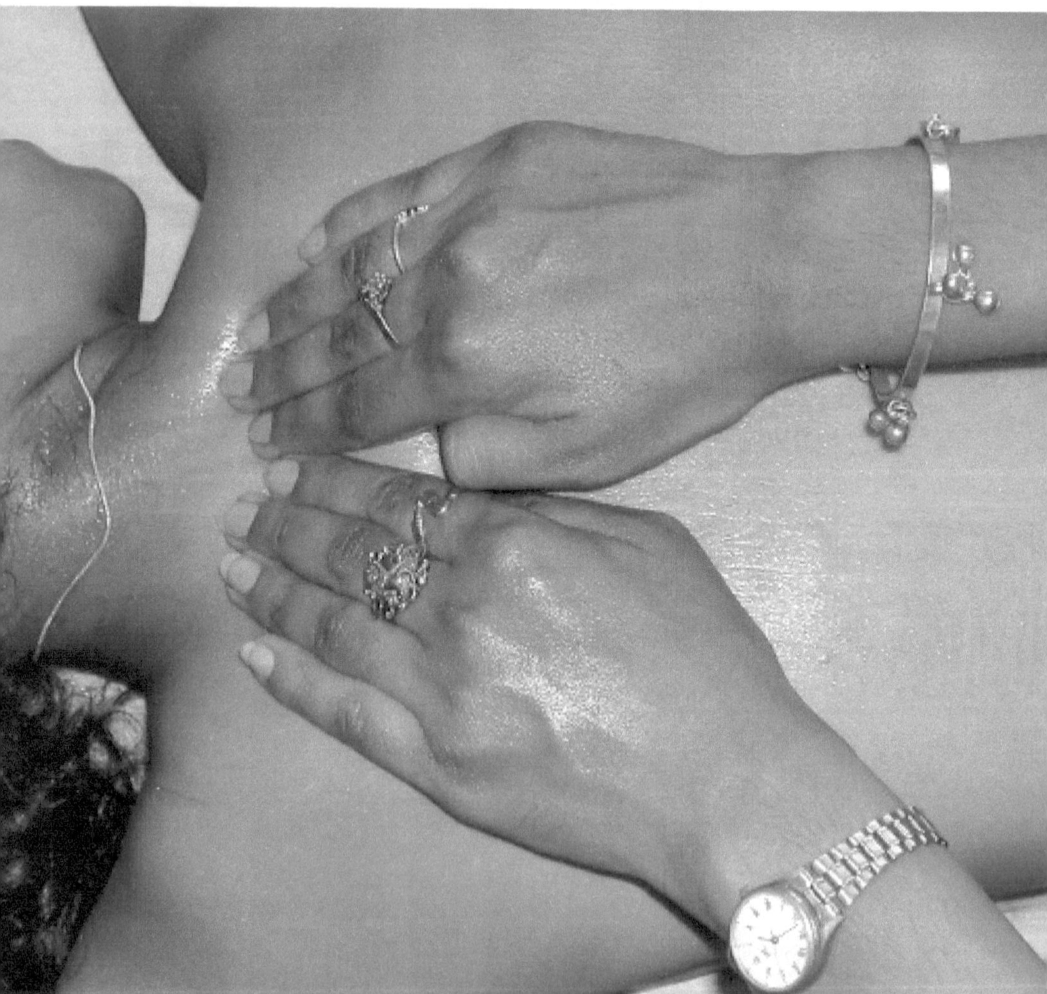

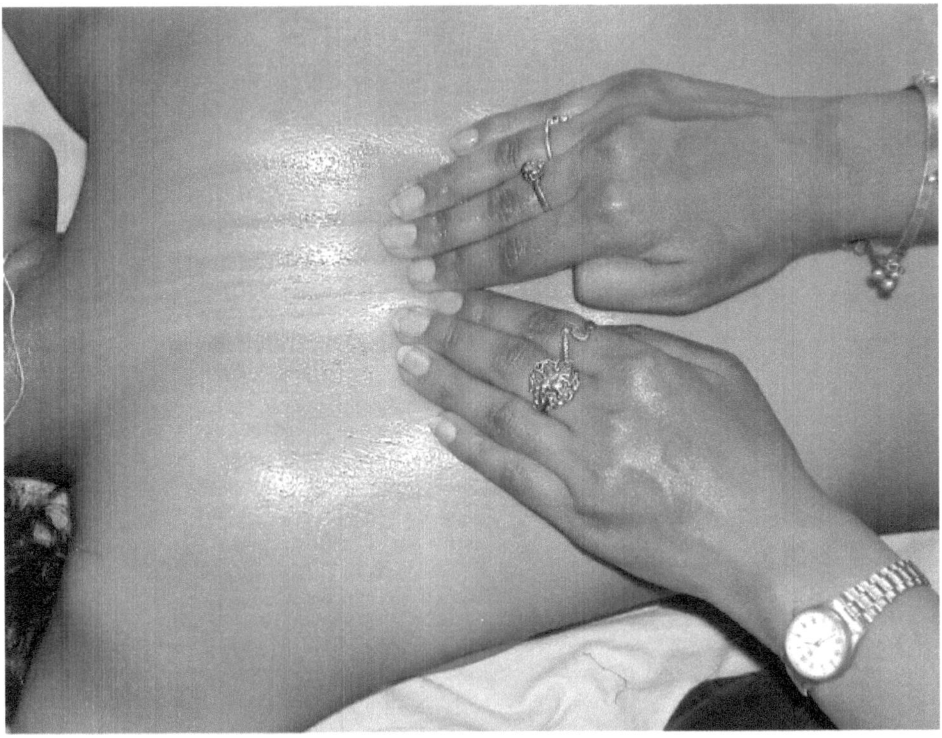

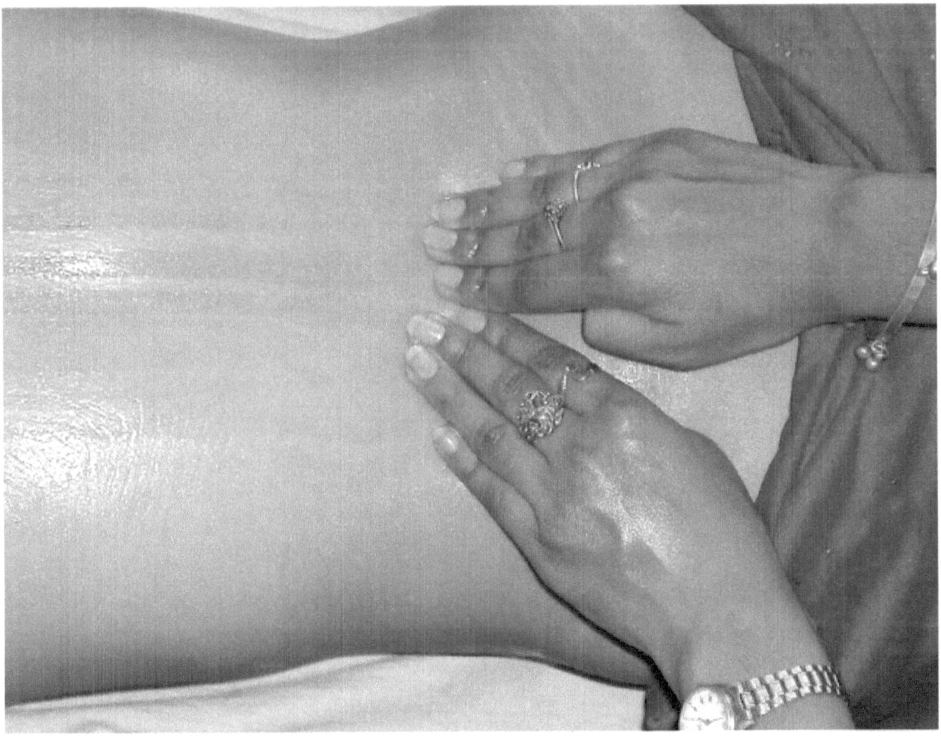

2. Führen Sie die gleichen Bewegungen etwas weiter von
der Wirbelsäule entfernt durch, um den ganzen Rücken
zu massieren. Wiederholen Sie dies mehrere Male.

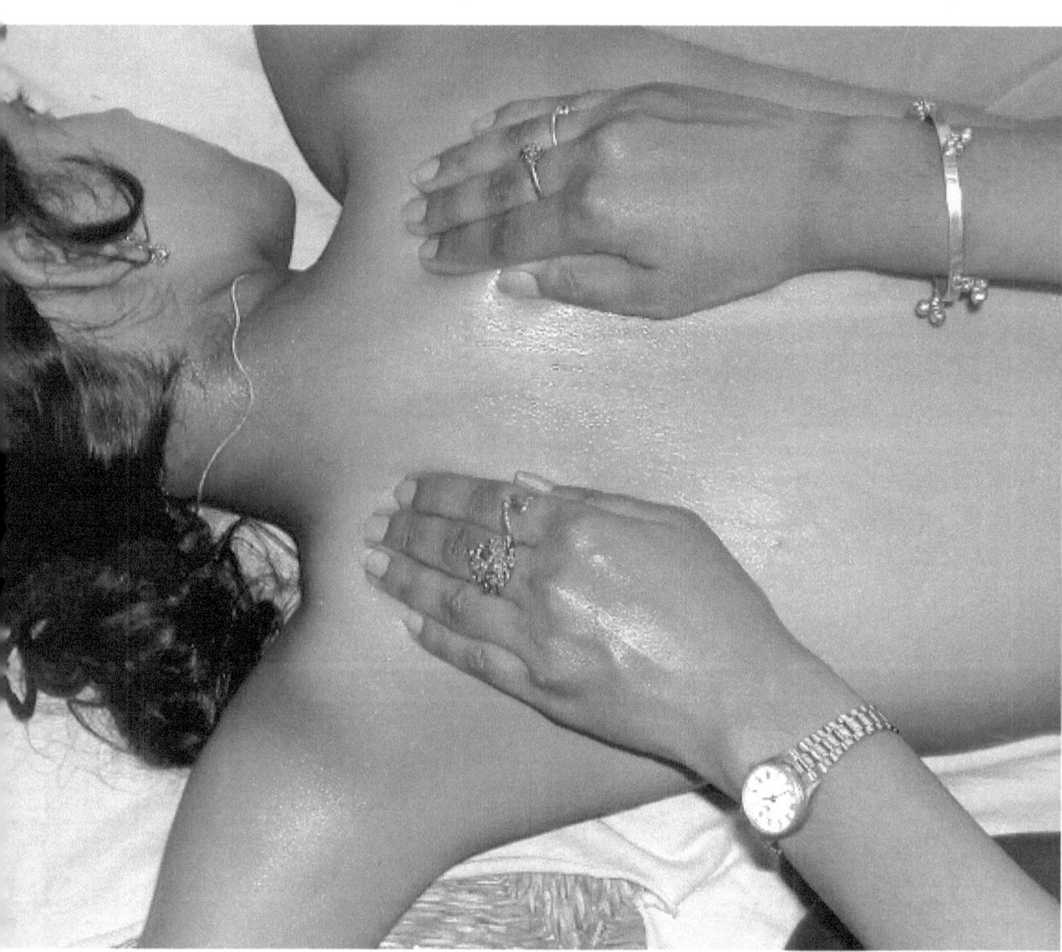

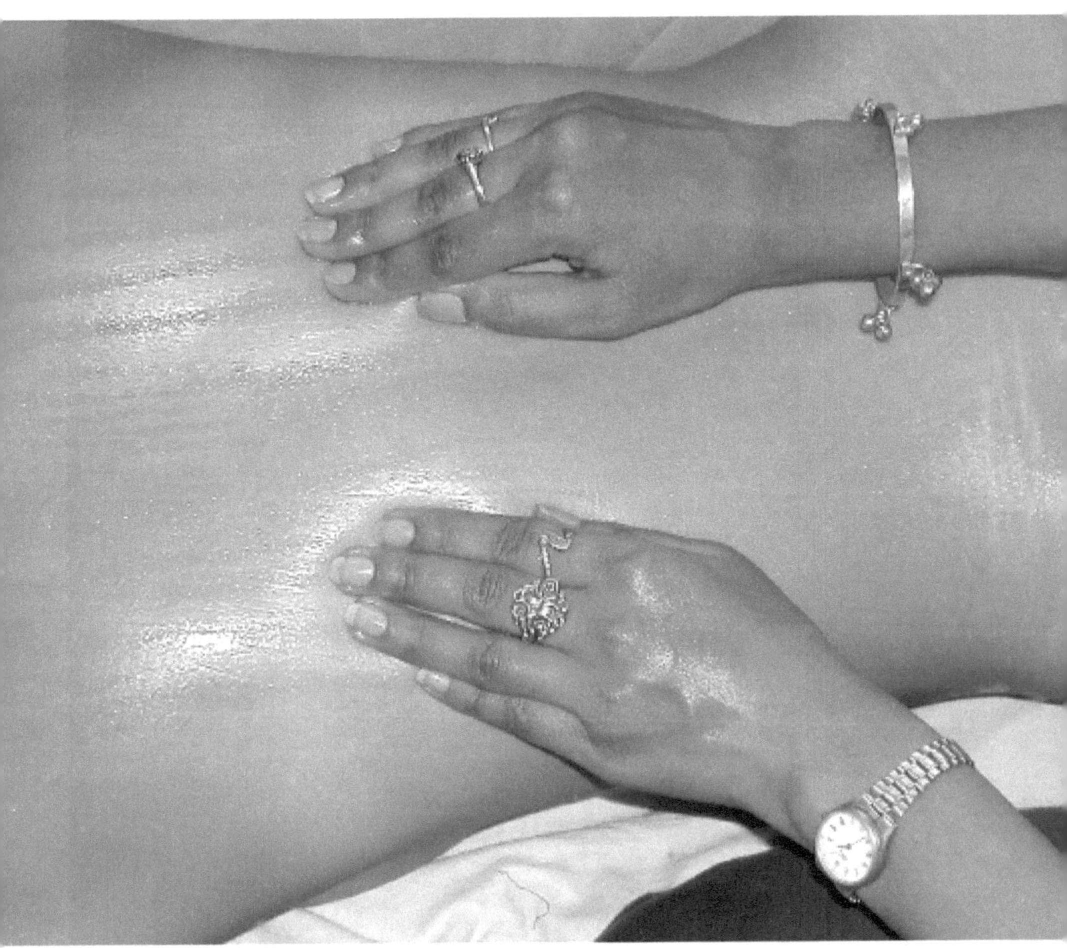

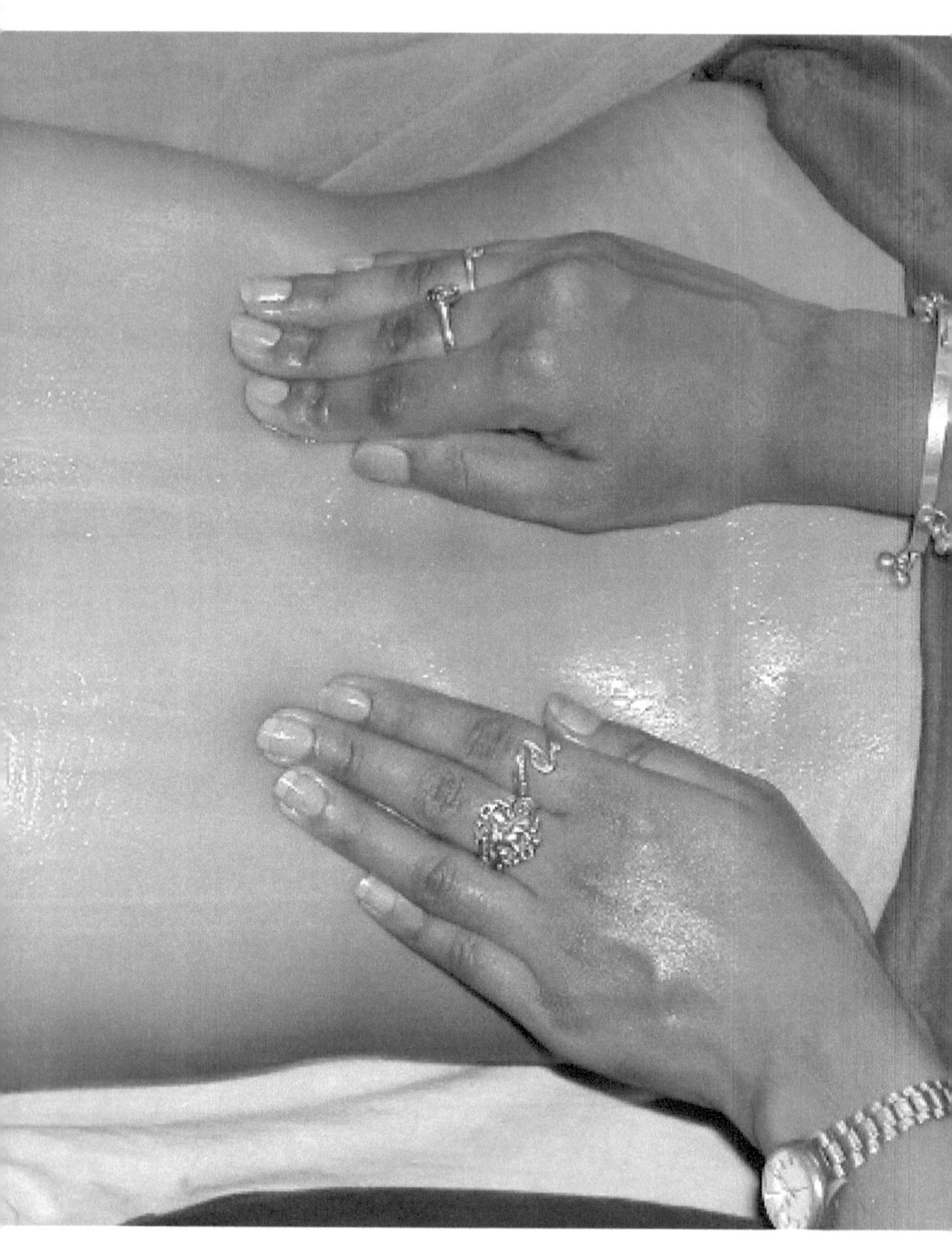

3. Stellen Sie sicher, dass Sie den ganzen Rücken inklusive
    der Rumpfseiten abdecken.

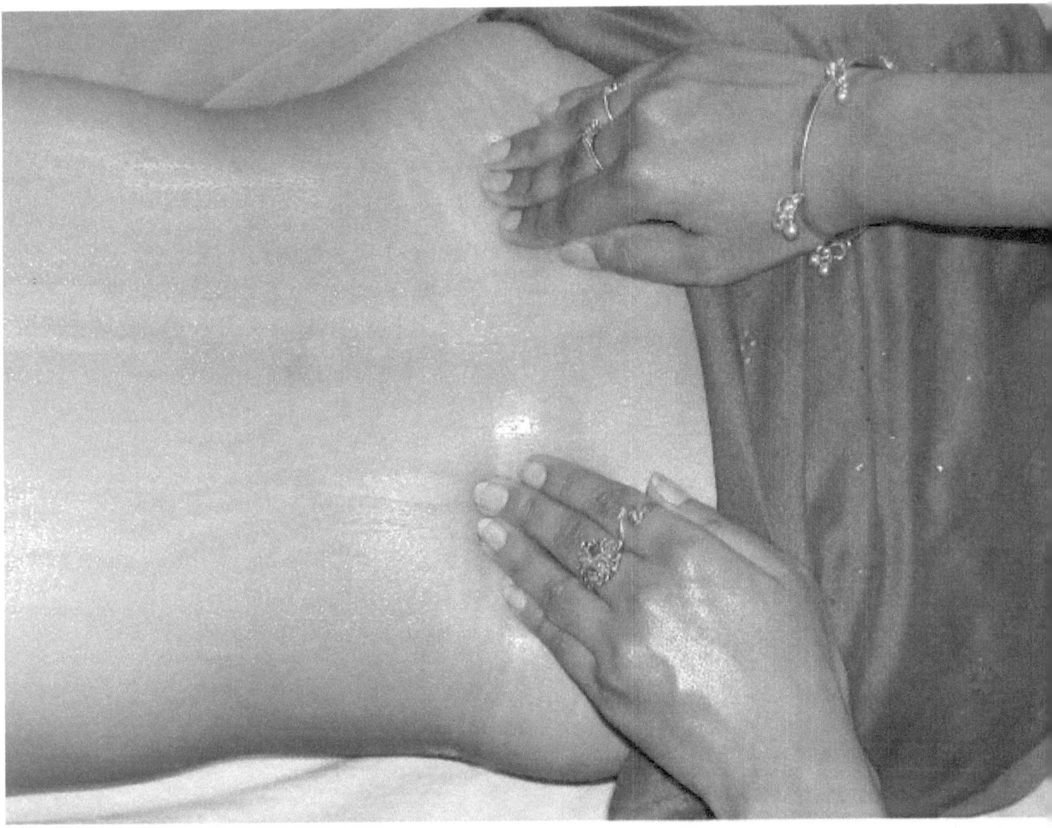

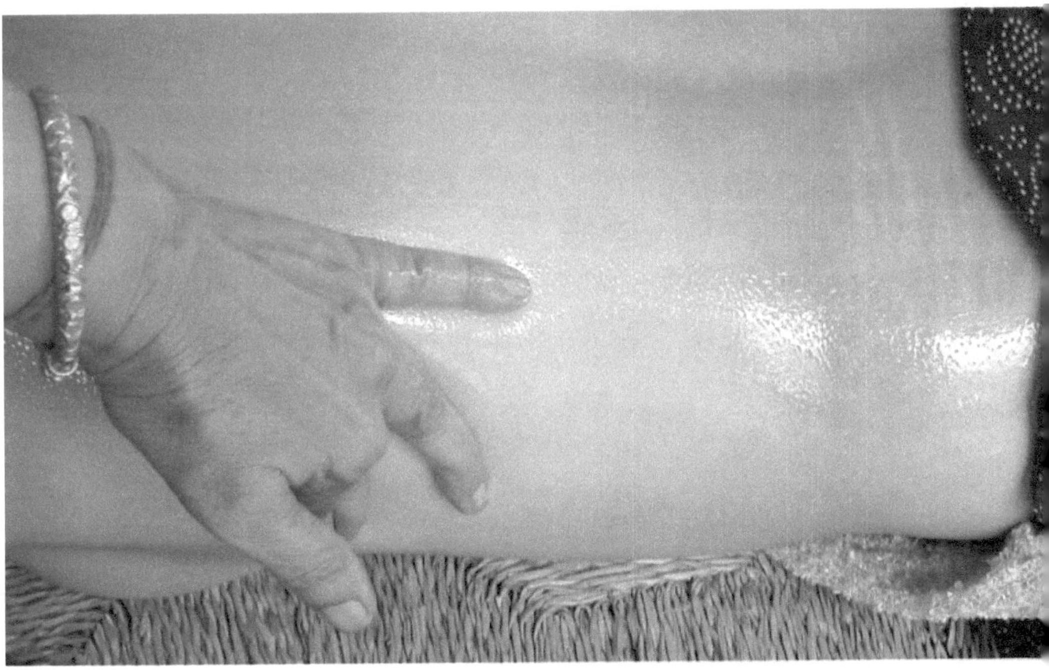

4. Machen Sie nun eine Extramassage für die Wirbelsäule. Positionieren Sie Ihre Daumen zu beiden Seiten der
Wirbelsäule und üben Sie Druck aus, während Sie mit
den Daumen kreisförmige Bewegungen auf beiden Seiten
der Wirbelsäule machen. Machen Sie dies für die ganze
Länge der Wirbelsäule, wie in den drei nächsten Bildern
gezeigt.

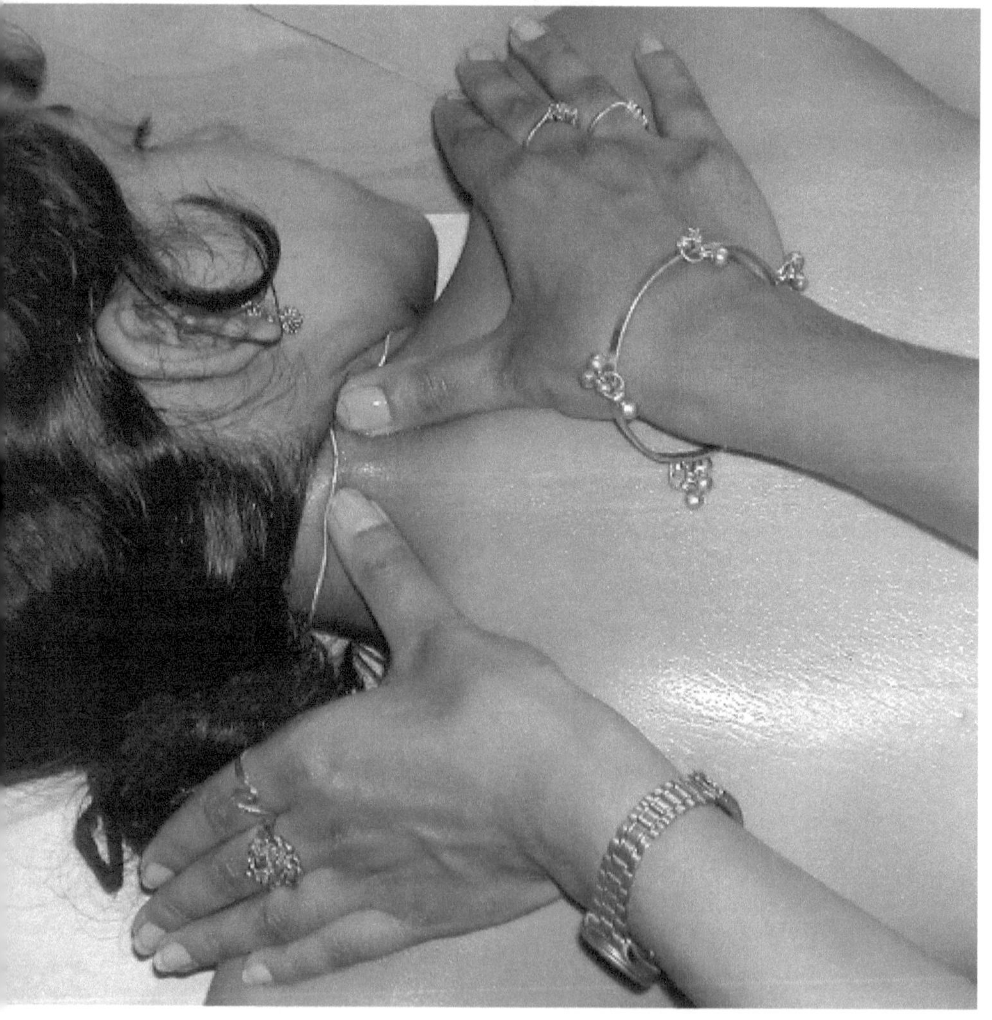

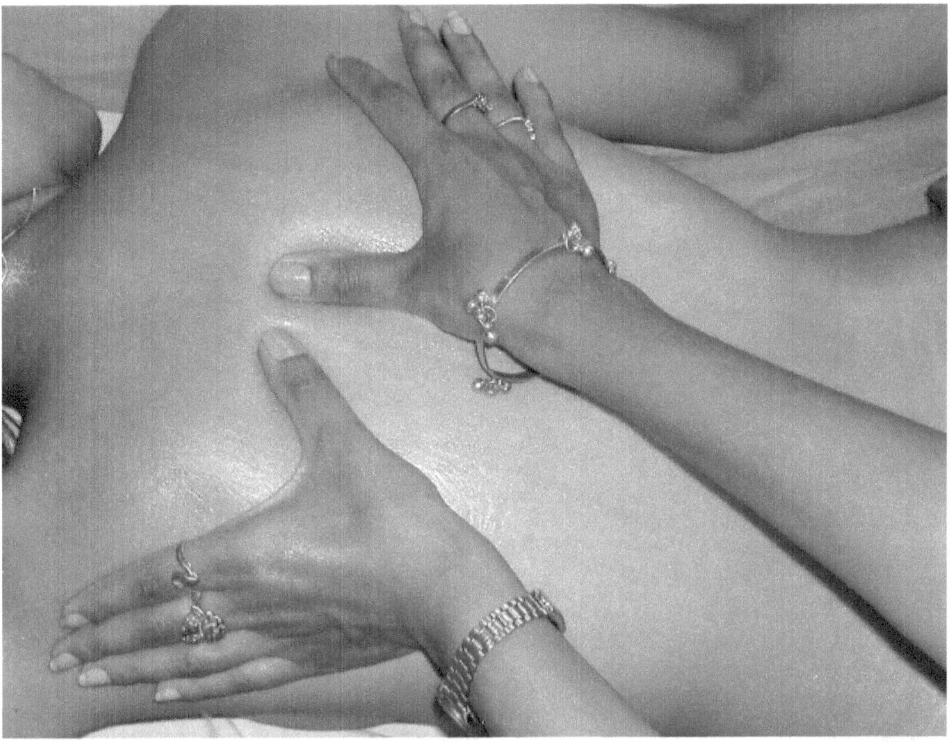

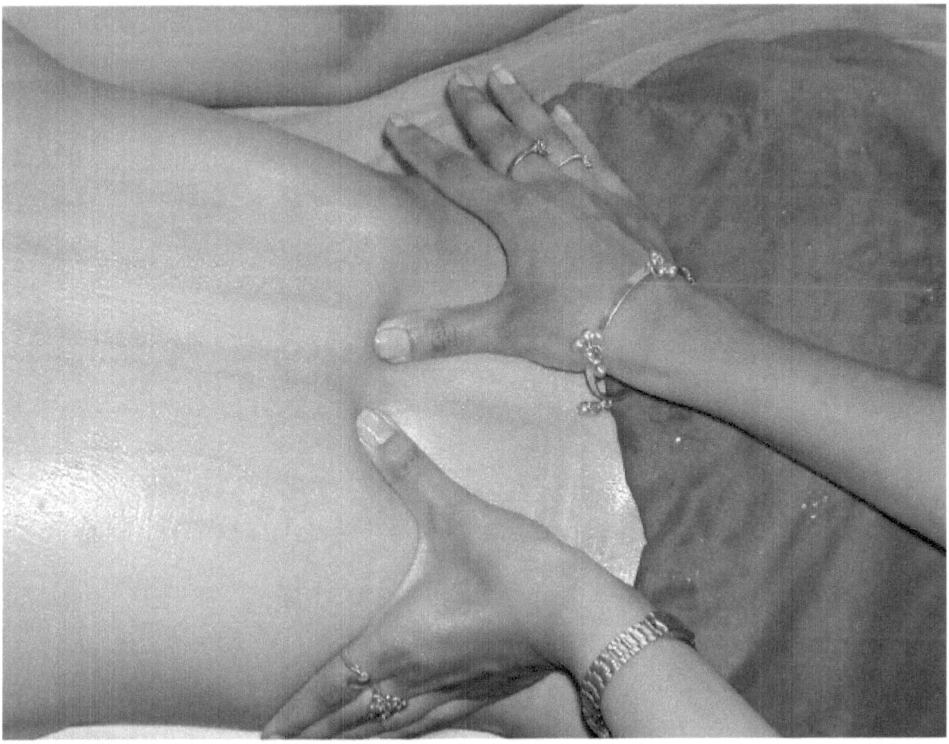

5. Legen Sie Ihre Hand über jeden Wirbel, drücken Sie sanft und machen kreisförmige Bewegungen im Uhrzeigersinn. Tun Sie dies für die ganze Wirbelsäule vom Nacken bis zum Rückenende. Wenn Sie den letzten Wirbel erreicht haben, starten Sie die gleiche Massage gegen den Uhrzeigersinn zurück in Richtung Nacken.

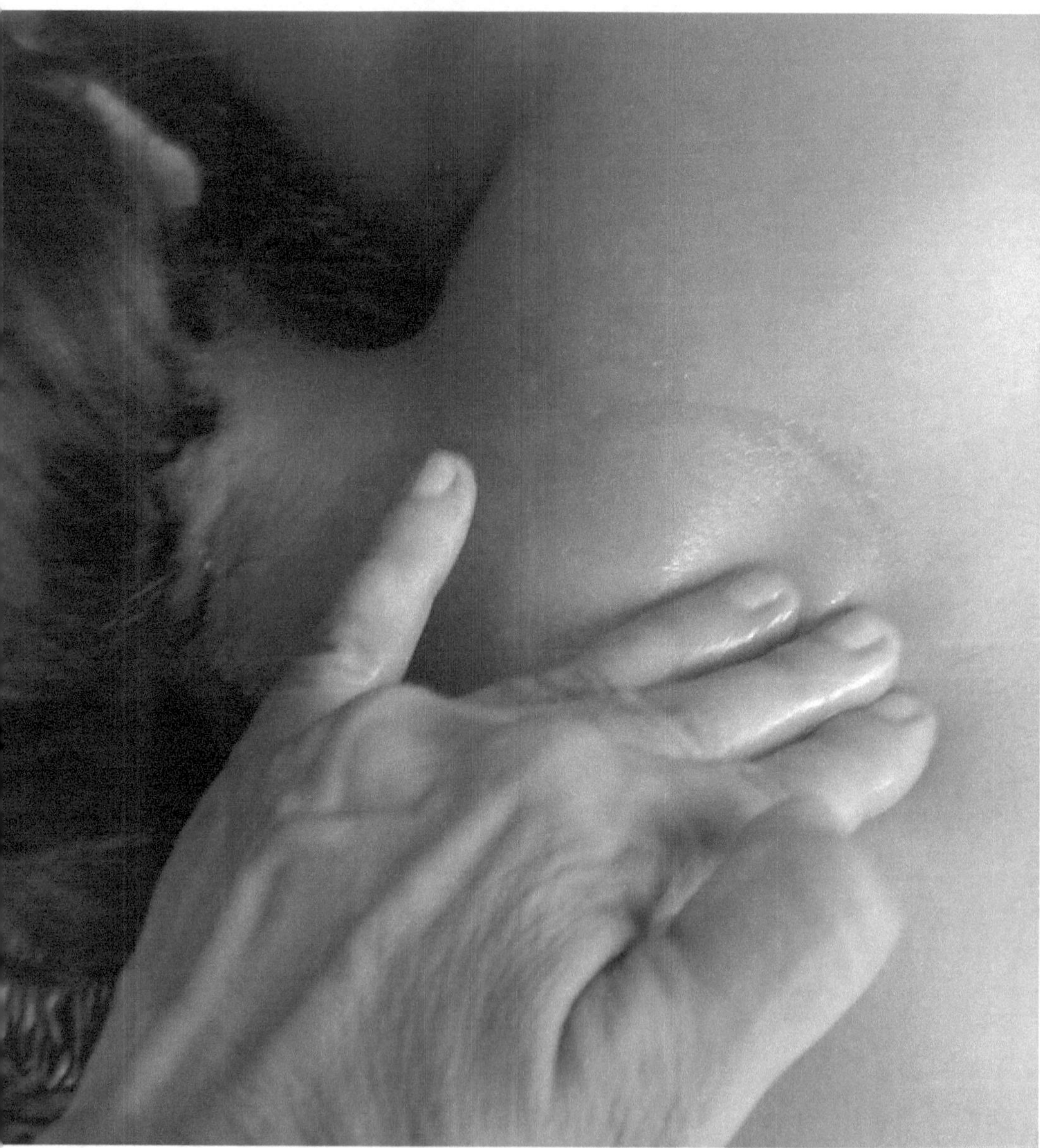

Champi oder Kopfmassage

Champi[6] oder Kopfmassage ist eine verbreitete Praxis, die in Indien oft auch von Herrenfriseuren beim Rasieren oder Haareschneiden durchgeführt wird. Unter Frauen ist es üblich, sich gegenseitig ein Mal pro Woche vor dem Haarewaschen *Champi* zu geben. Durch die rapide Modernisierung ist diese Tradition unter den Großstadtmenschen nahezu verloren, sie lebt und gedeiht aber noch im restlichen Indien.

Champi ist gut zur Nervenberuhigung und zur Behandlung von Schlafstörungen, Stress und Ruhelosigkeit. *Champi* macht das Haar widerstandsfähig und schön. Grundsätzlich ist es ein *abhiyanga* der Kopfhaut mit darauffolgender kräftiger Massage bestehend aus unterschiedlichen Massagebewegungen. Das Öl verpflegt die Haarwurzeln, und kräftiges Streichen über den Kopf fördert die Blutzirkulation im Kopf. Sie können *Champi* für sich selbst durchführen, und ich empfehle dies einmal pro Woche zu tun. Können Sie diese Massage mit Freunden und Familie austauschen, ist es noch besser und entspannender. Gehen Sie vor wie folgt:

1. Wenn Sie die Massage mit jemandem austauschen, lassen Sie die Person auf einem niedrigen Sitz Platz nehmen, während Sie einen höheren Platz hinter ihm / ihr einnehmen, um ohne Anstrengung für Ihre Arme massieren zu können. Tauchen Sie Ihre Finger in *Champi*-Öl (Zimmertemperatur) und ölen Sie die Kopfhaut durch Auf- und Abbewegungen Ihrer Finger ein. Im Falle von langen und dicken Haaren ölen Sie diese portionsweise ein.

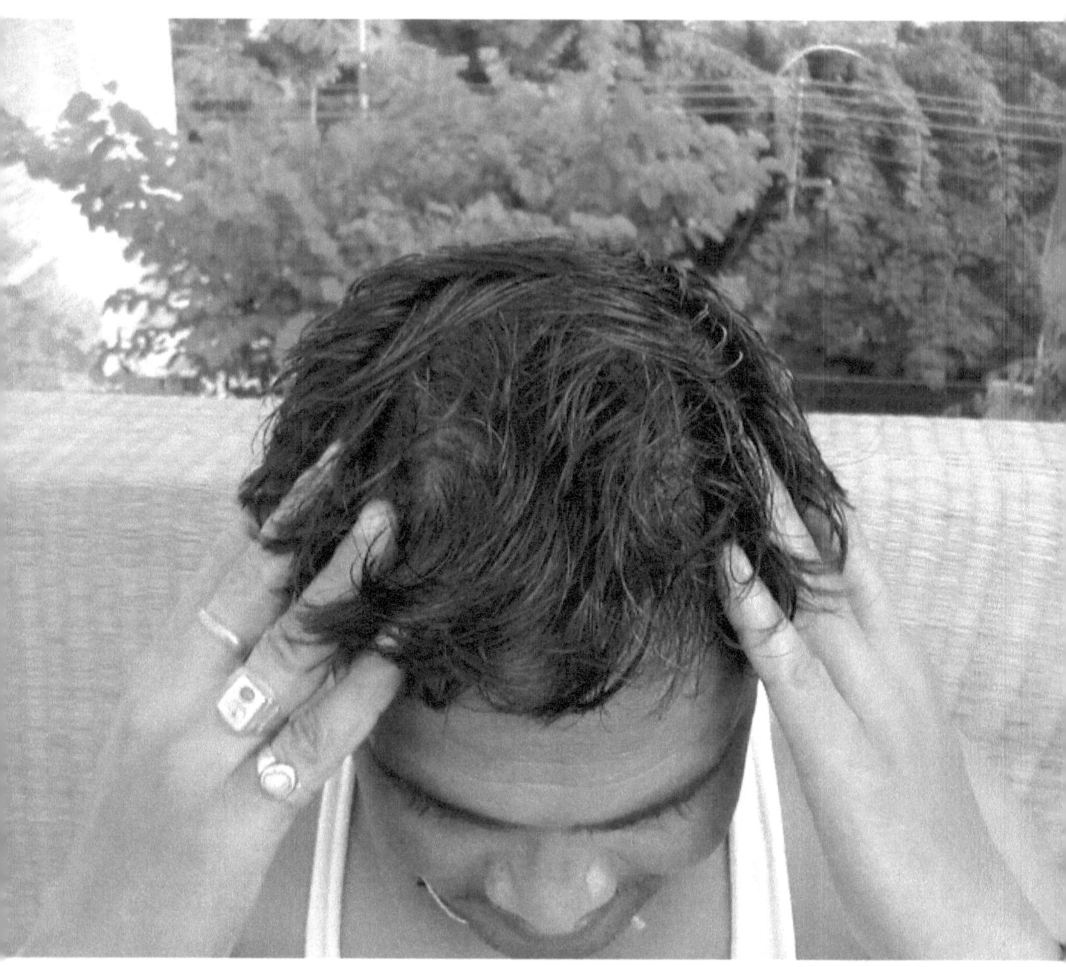

2. Führen Sie den Ölauftrag systematisch aus. Starten Sie von der rechten Hälfte und gehen kreisförmig weiter, um keine Stelle auszulassen.

3. Wenn die gesamte Kopfhaut gut eingeölt ist, beginnen Sie mit den verschiedenen Schritten des *Champi*. Der erste ist, Ihre Hände auf beide Seiten des Kopfes über die Ohren zu legen und anzufangen, mit Ihren Fingern zu massieren. Machen Sie dies für den ganzen Kopf. Wenden Sie anfangs sanften Druck an und steigern Sie ihn nach und nach.

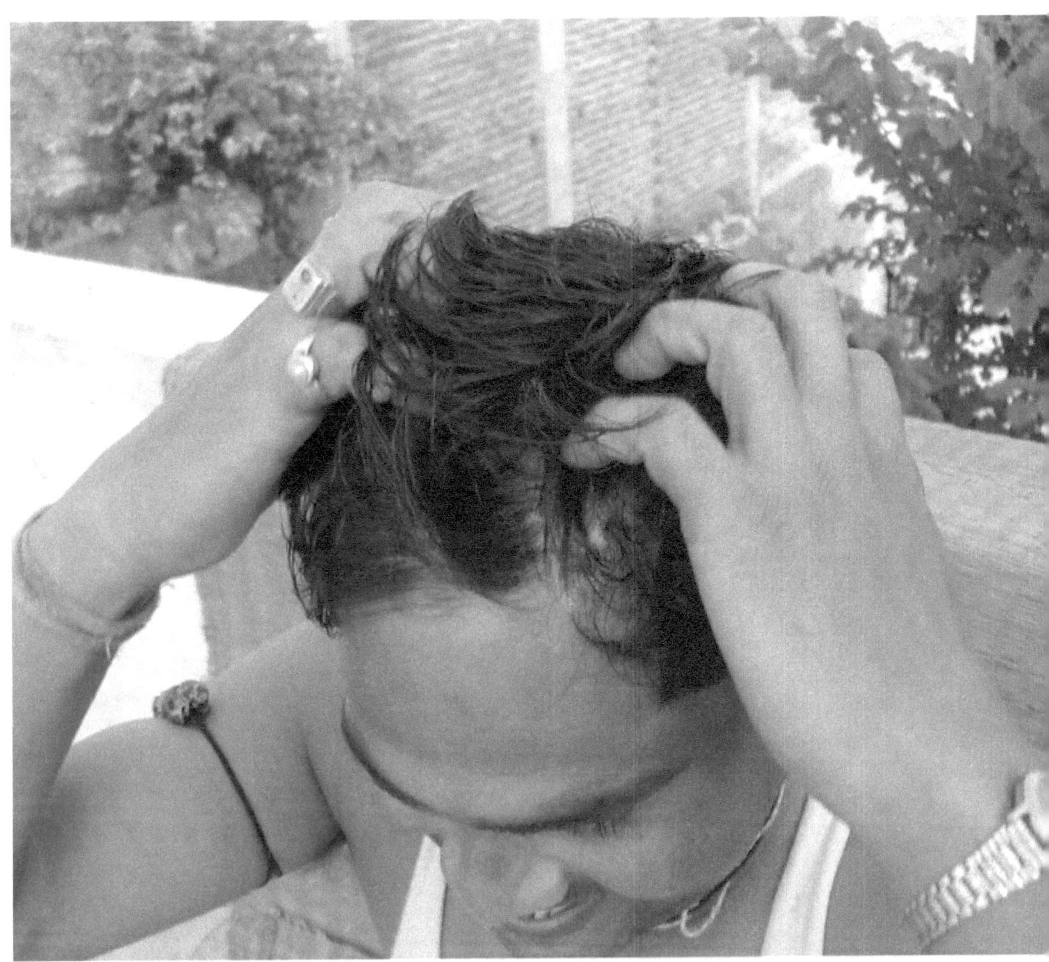

4. Damit haben Sie den ersten Schritt der Massage mit den
   Fingern beendet. Im nächsten Schritt benutzen Sie Finger
   und Daumen zusammen und führen eine Massage von
   schneller Geschwindigkeit durch, wie auf dem Bild der
   nächsten Seite gezeigt.
   Stellen Sie sicher, keine Stellen des Kopfes auszulassen.

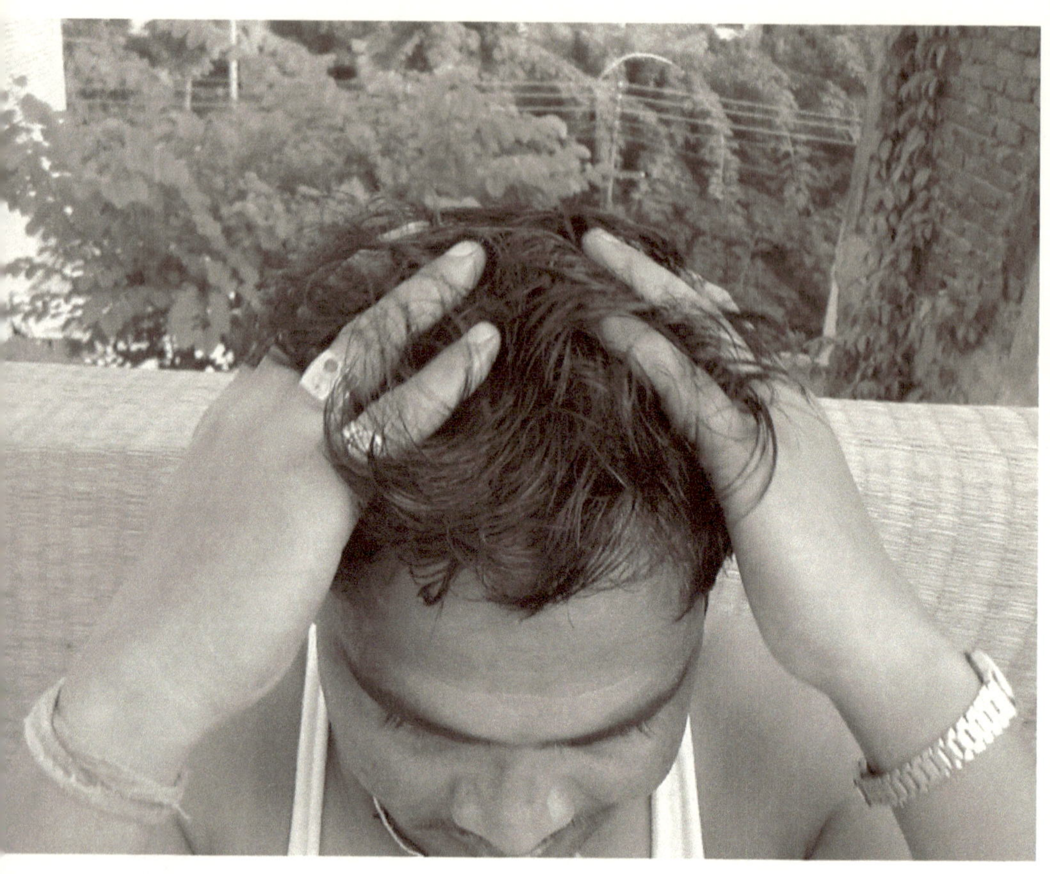

5. Im dritten Schritt öffnen Sie Ihre Hände wie einen Fächer und trommeln damit auf den Schädel, mit abwechselnd den vier Fingern und dem Daumen, wie in den folgenden Bildern. Führen Sie die Bewegungen mehrere Male an allen Stellen des Kopfes durch.

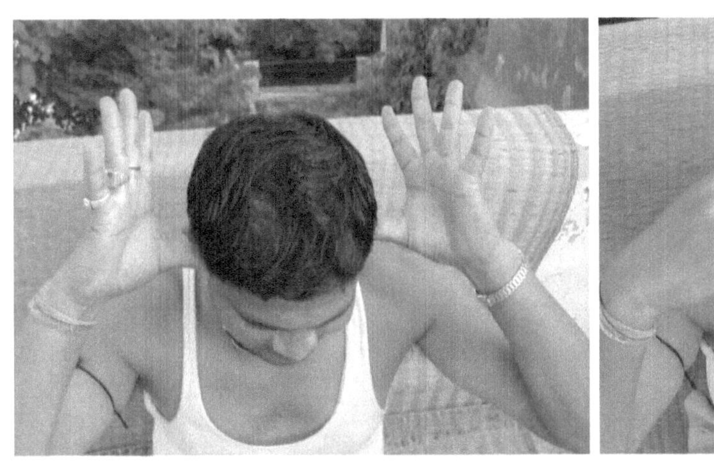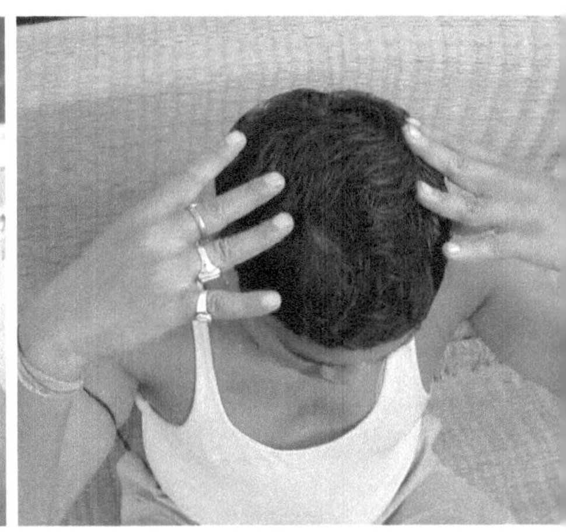

6. Im vierten Schritt erfolgt das Trommeln mit Ihren Hand-
    flächen und vier Fingern. Bewegen Sie Ihre Hände umher
    und massieren Sie so die ganze Kopffläche.

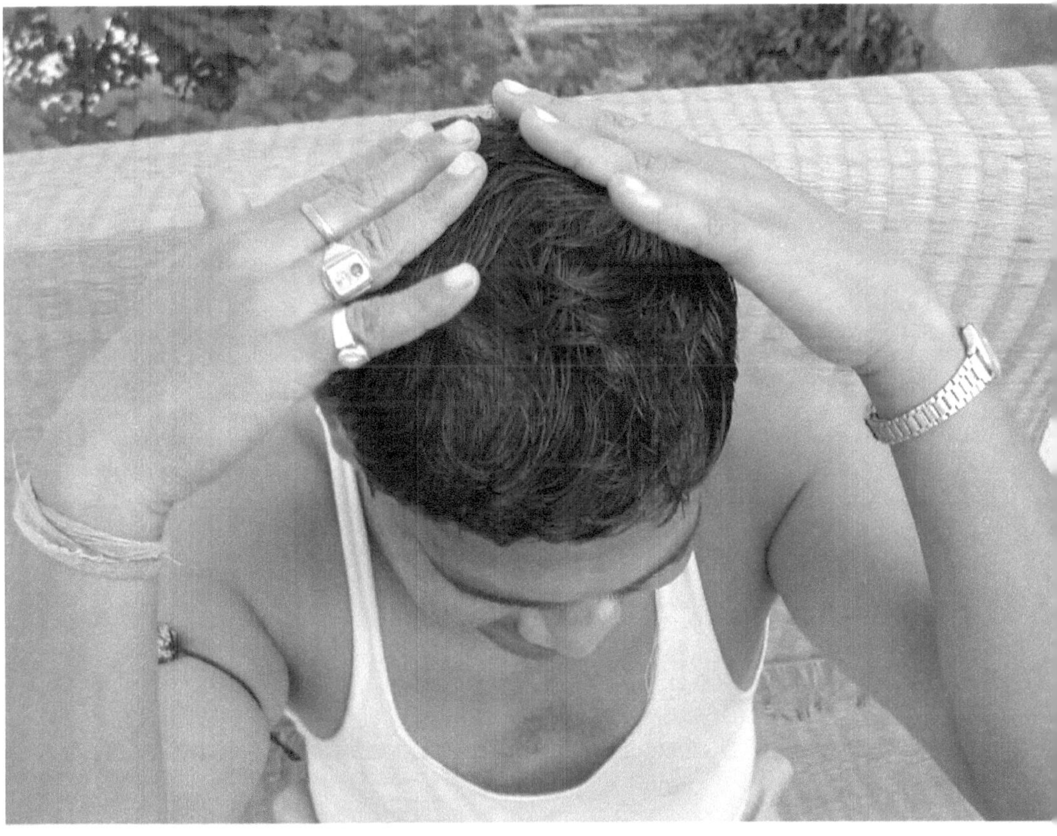

7. Im fünften Schritt werden die Hände und Finger in einen kleinen Abstand über dem Kopf positioniert, wie unten gezeigt, und dann der Kopf mit den vier Fingern kräftig und schnell angestubst.

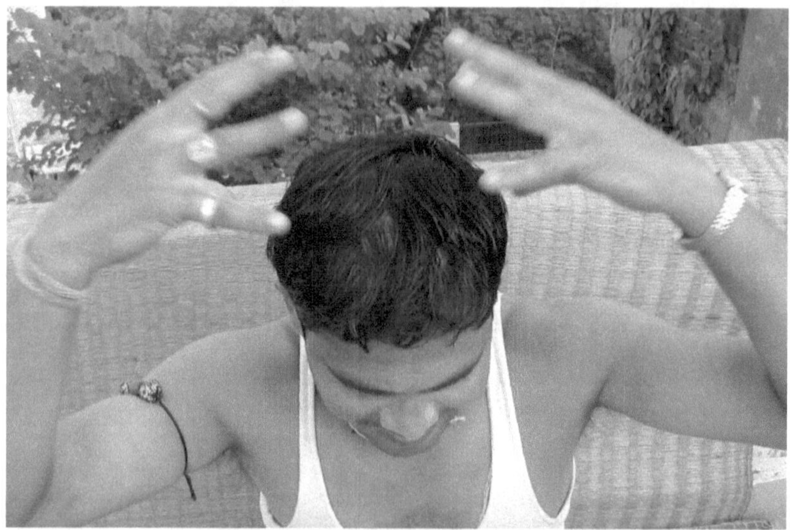

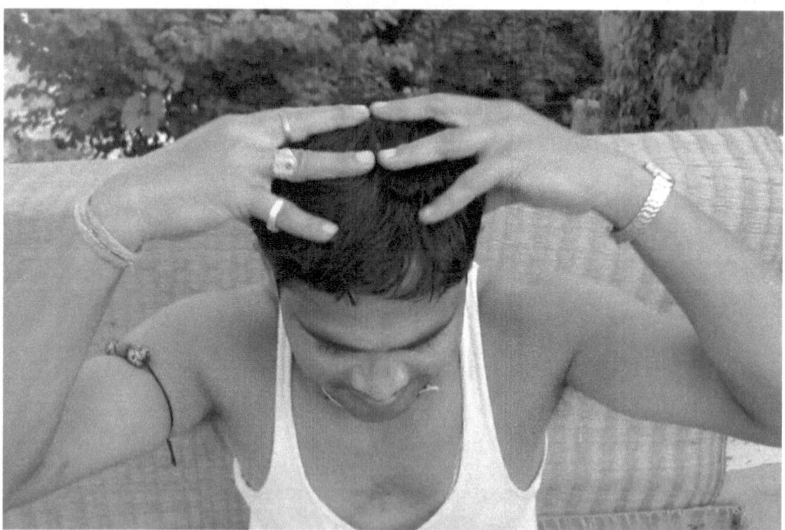

8. In diesem Schritt wird der Schädel mit den Fingerspitzen oder mit angewinkelten Fingern geklopft. Aus kurzer Entfernung klopfen Sie kraftvoll mit Ihren Fingern auf den Kopf. Stellen Sie sicher, den ganzen Kopf einzubeziehen.

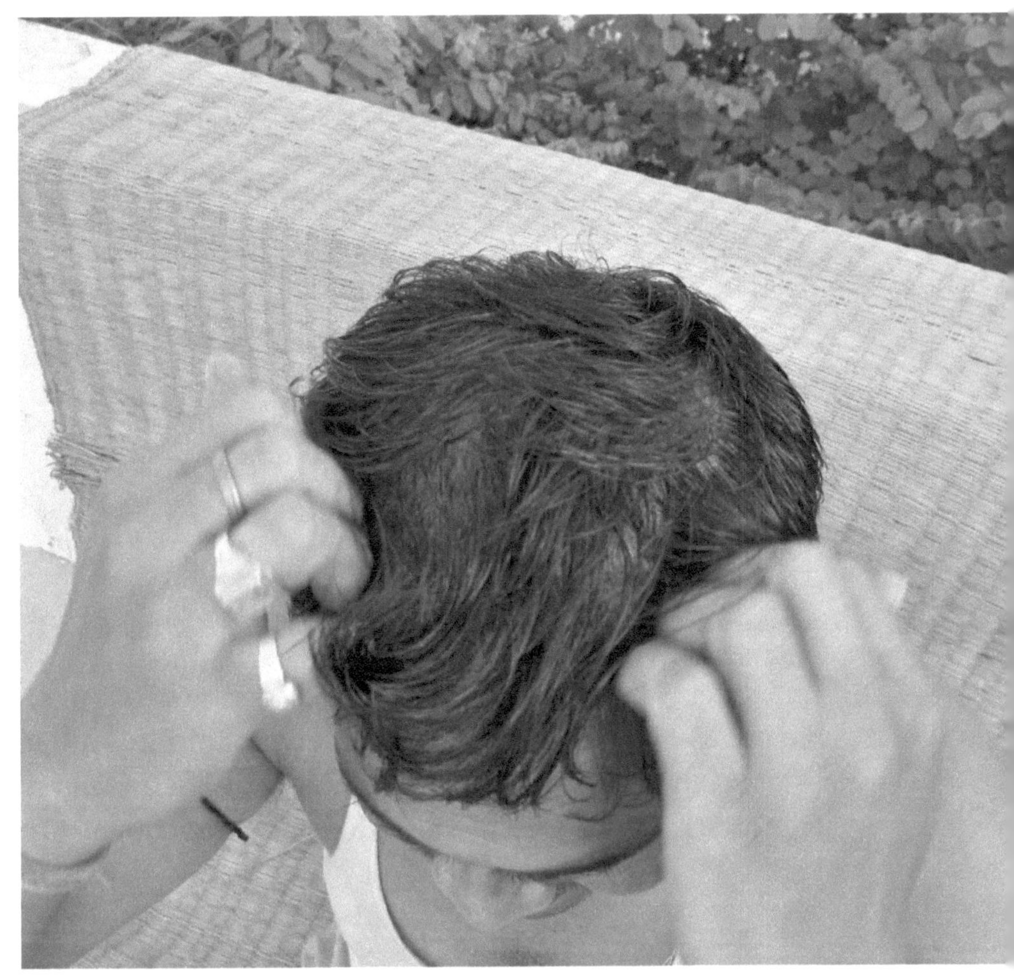

9. Nach dieser kräftigen Massage müssen Sie evtl. mehr
   Öl zufügen. Der sechste Schritt ist es, sanft mit beiden
   Händen von vorne nach hinten über den Kopf zu streichen, um sich oder die Person in eine ruhevolle Position
   zu bringen. Sehen Sie dazu das nachfolgende Bild.

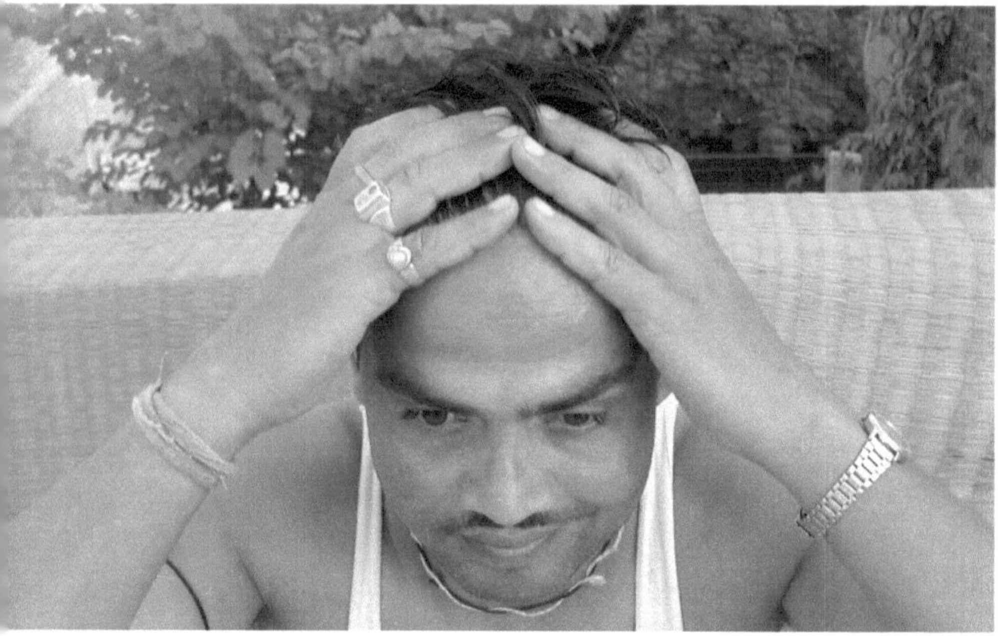

10. Im letzten Schritt wird an den Haaren gezogen. Nehmen
Sie etwas Haar in Ihre Hand und ziehen und lassen Sie
es abwechselnd los. Machen Sie dies mit allen Haaren.
Dieser Schritt des *Champi* hilft, die Haarwurzeln zu stärken.

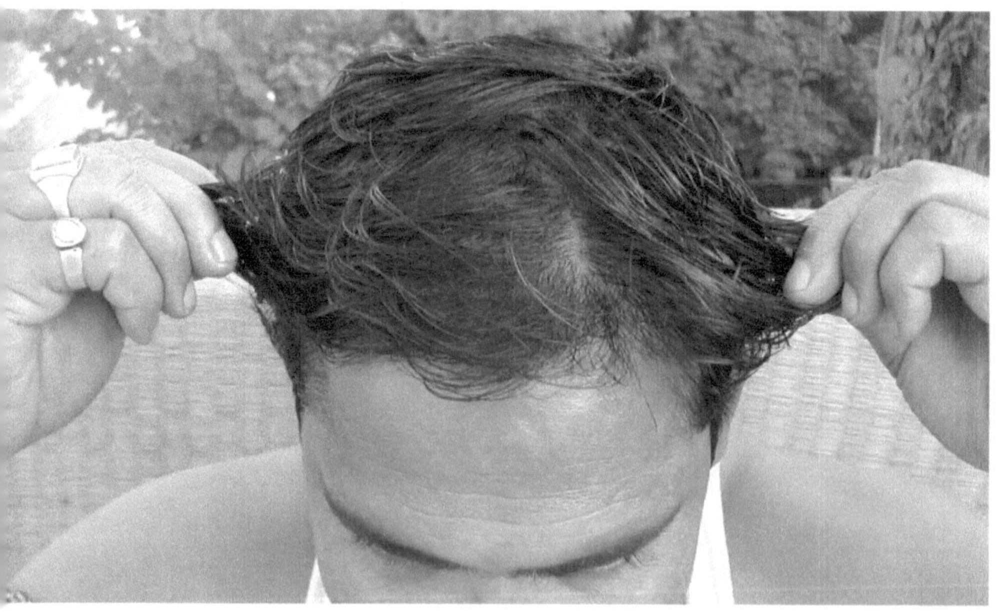

Ohrmassage

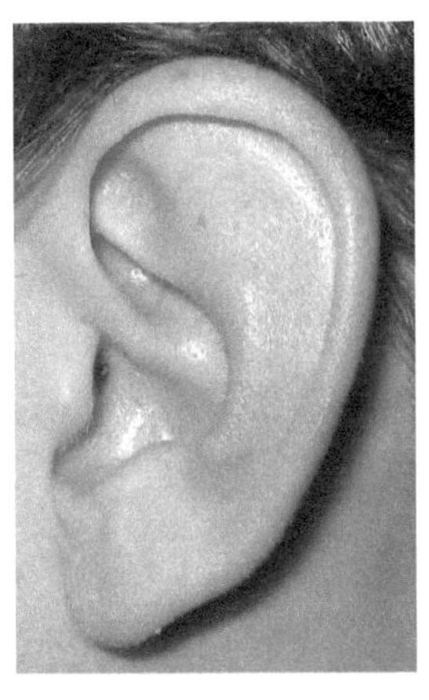

Ihr Aussenohr repräsentiert Ihren gesamten Körper und Ihre embryonale Vorgeschichte. Tatsächlich gleicht die Form der Ohren einem Embryo, und das ist der Embryo, der Sie waren. Ihr Ohrläppchen ist Ihr embryonaler Kopf, Ihre Wirbelsäule der Rand Ihrer Ohren und vom oberen Ende der Ohren abwärts sind Ihre gefalteten Beine. Die inneren Teile Ihres Aussenohrs entsprechen Ihrem Rumpf und den Unterleibsorganen.

Ich möchte Sie an die schon früher im Buch zitierte Ansicht Charakas zur Bedeutung der Ohrmassage erinnern:

"*Vata*-bedinge Ohrkrankheiten, Steifheit von Nacken und Gelenken, Schwerhörigkeit und Taubheit treten nicht auf, wenn man täglich seine Ohren einölt."

Massage im allgemeinen erhält den Körper und schenkt Langlebigkeit. Die Ohrmassage schützt den Hörsinn. Nackensteifheit ist eine der altersbedingten Leiden, und eine regelmäßige Ohrmassage bewahrt uns davor.

Abgesehen davon ist der Hörsinn der erste und wichtigste aller Sinne. Nach den Veden wurde das Universum mit einem grossen musikalischem Klang geschaffen, der Naad Brahman genannt ist. Dies ist vergleichbar mit der Theorie der modernen Wissenschaft über den Anfang des Kosmos - den Urknall. Der Hörsinn ist auf das erste der fünf Elemente bezogen, die den Kosmos formen - Äther bzw. Raum.

Selbst wenn Sie es nicht schaffen, eine regelmäßige Ohrmassage zu machen, sollten Sie während des Duschens täglich etwas Öl auf Ihre Ohren auftragen.

Folgen Sie den verschiedenen Schritten für die Ohrmassage wie folgt.

1. Reiben Sie das gesamte Ohr mit warmen Sesamöl oder mit Kräutern zubereiteten Massageöl ein. Massieren Sie sanft das ganze Ohr.

2. Legen Sie Ihre Hand auf den oberen Teil des Ohrs mit dem Daumen hinter ihm und massieren Sie die gesamte Rückseite des Ohres, indem Sie mit dem Daumen auf- und abfahren. Verstärken Sie den Druck nach und nach und lassen Sie die Finger den Druck auffangen. Massieren Sie bis zum Ohrläppchen.

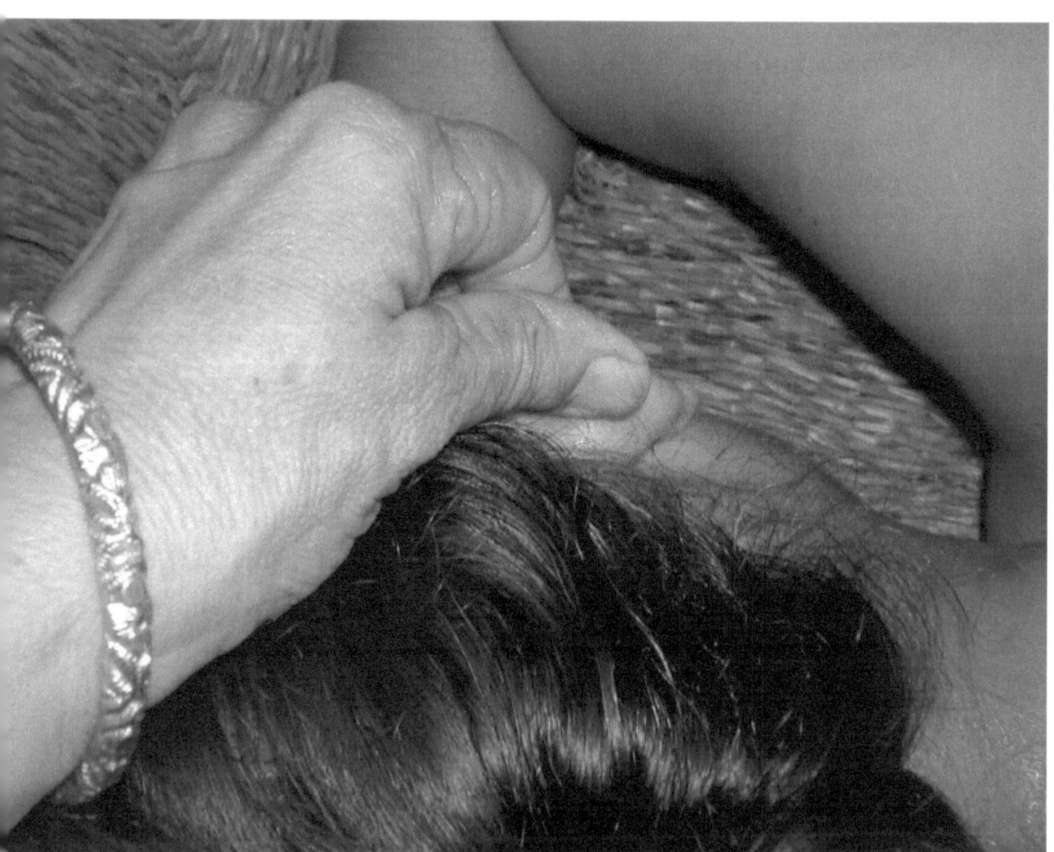

3. Im Anschluss an diesen Schritt wenden Sie Druck auf zwei verschiedenen Punkte des Ohrs an. Nehmen Sie verschiedene Stellen zwischen Ihren Daumen und Finger. In der ersten Runde behandeln Sie die inneren Teile des Aussenohrs wie unten im Bild gezeigt. Drücken Sie jeden Teil gut und fahren Sie mehrere Male auf und ab, indem Sie zwischendurch stoppen und jede Stelle drücken.

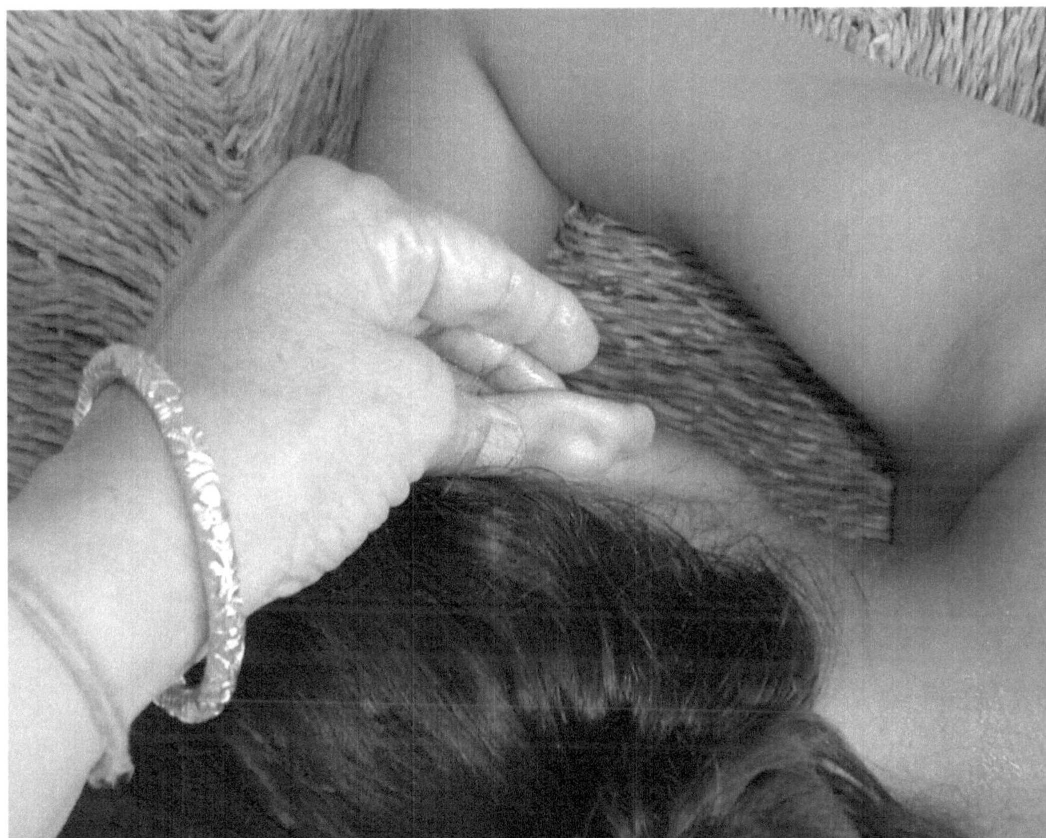

4. In der nächsten Runde behandeln Sie die Druckpunkte auf der Kante des Aussenohrs wie unten gezeigt. Symbolisch massieren Sie Ihre Wirbelsäule. Diejenigen mit starken Rückenschmerzen werden an verschiedenen Punkten Schmerz empfinden. Haben Sie Schmerz, können Sie etwas schmerzlinderndes Öl auftragen und dann diese Stellen drücken.

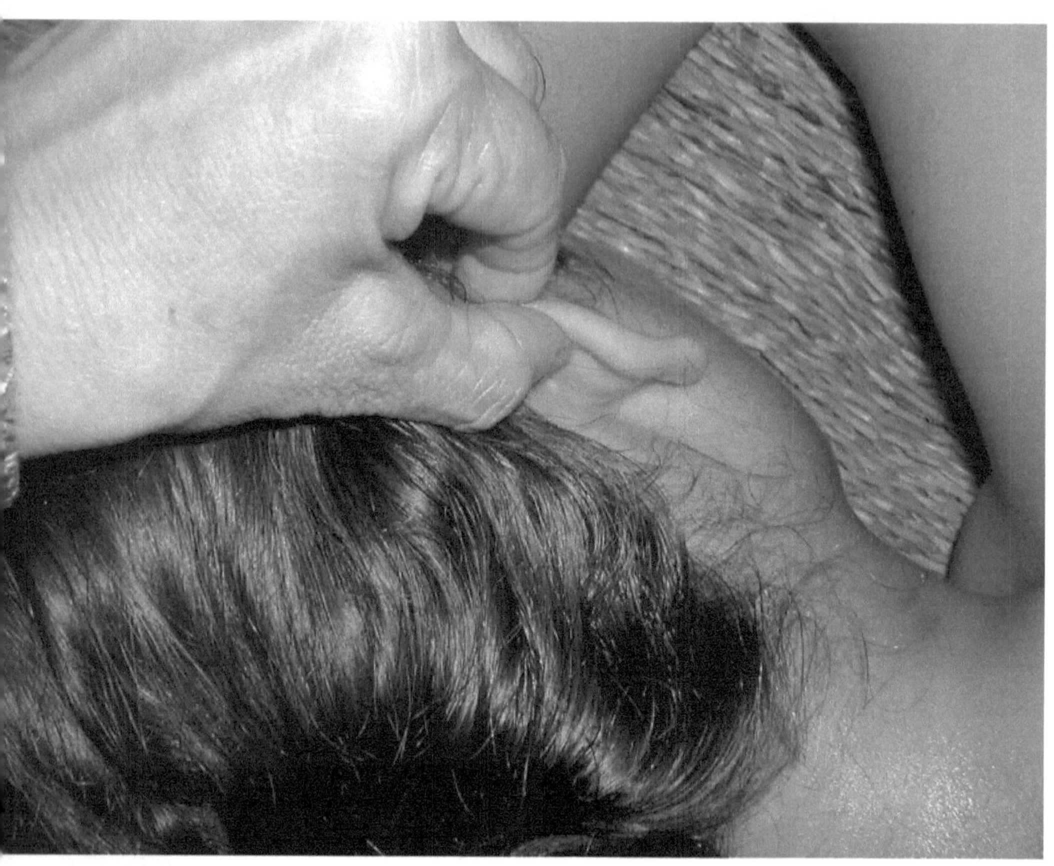

5. Dieser Schritt der Ohrmassage besteht daraus, mit dem Daumen in Richtung des inneren Teils zu massieren und zu pressen. Legen Sie die Finger zur Unterstützung auf die Rückseite und benutzen Sie den Daumen, um den vorderen Teil zu massieren, wie nachfolgend im oberen Bild gezeigt.

6. Nach den regulären Massagebewegungen führen Sie Druckbewegungen an verschiedenen Stellen durch, wie Sie es schon von der anderen Seite aus getan haben. Betrachten Sie dazu das untere Bild.

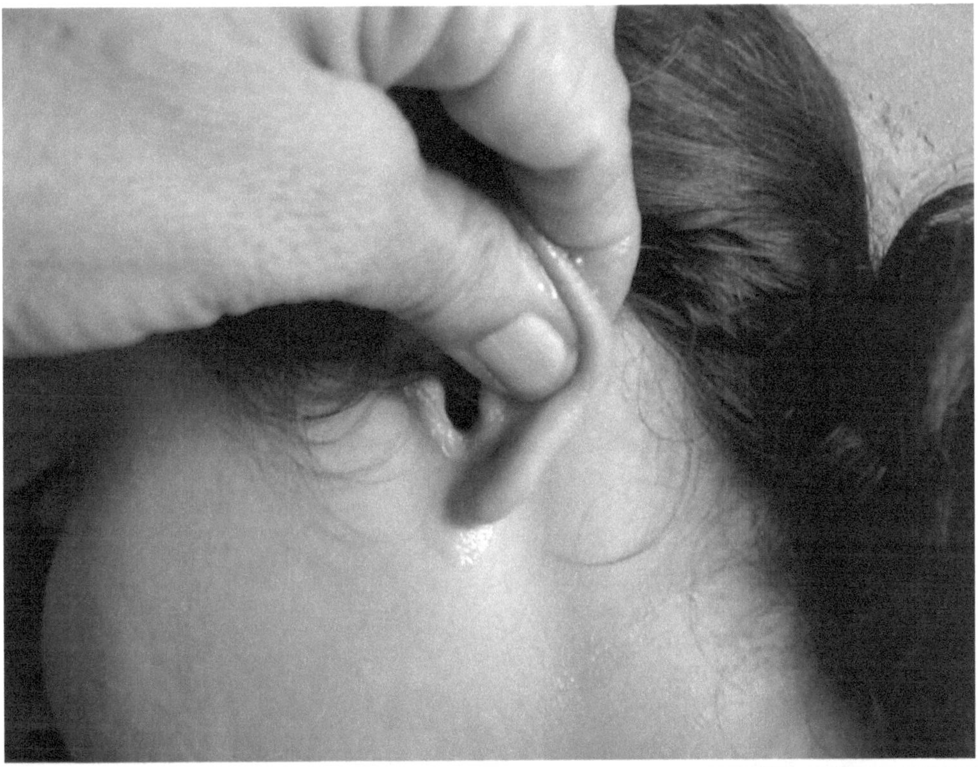

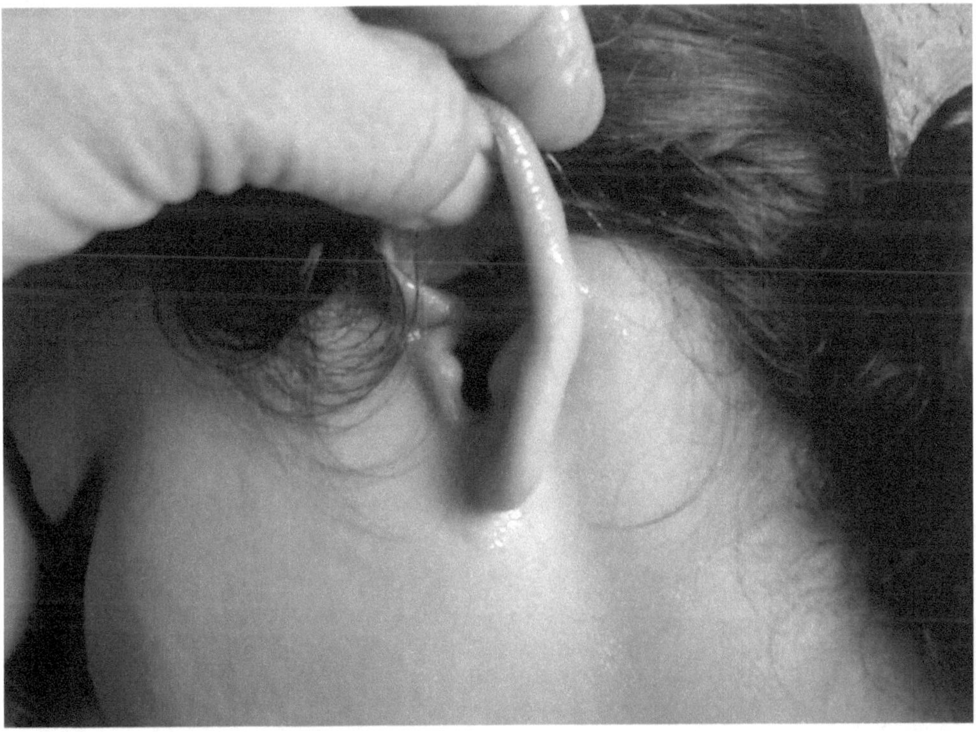

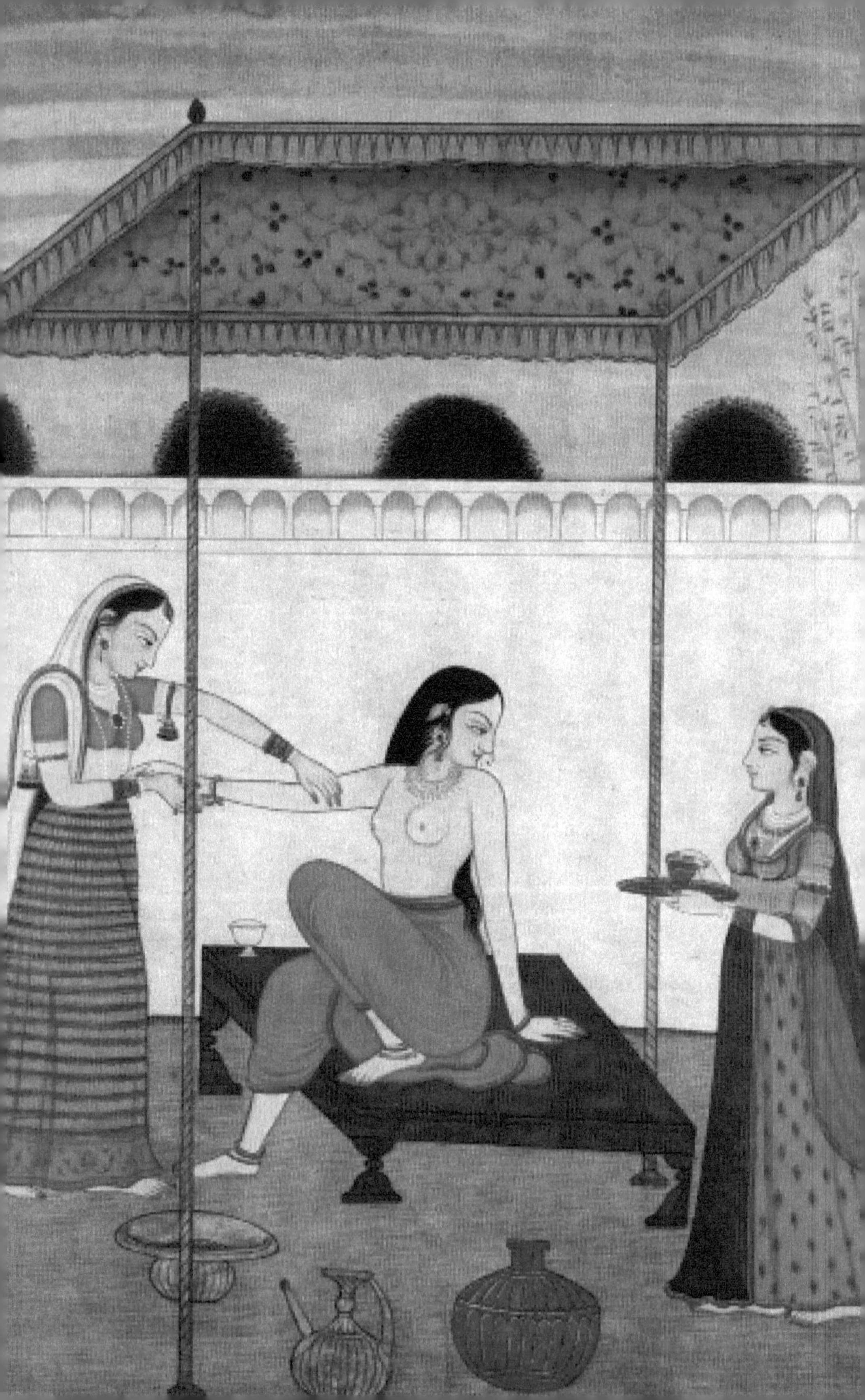

Gesichtsmassage

Gesichtsmassage macht Ihr Gesicht schöner und verhilft zu einem strahlenden Aussehen. In diesem Bereich befindet sich eine Konzentration unserer Sinnesorgane, und diese Massage hilft, die Kraft unserer Sinne aufzufrischen und Blockaden durch Schleimablagerung in den Stirn- und Nebenhöhlen abzubauen. Dennoch handelt es sich hier nicht um die medizinische Behandlung verstopfter Nebenhöhlen, da Sie dafür auch Inhalationen mit speziellen Ölen brauchen.[7]

1. Reiben Sie Ihr Gesicht und Nacken überall mit Öl ein. Reiben Sie mit Ihren Handflächen kräftig Ihre Wangen und machen Sie mit beiden Handflächen gleichzeitig energische, kreisförmige Bewegungen auf beiden Gesichtshälften. Massie-

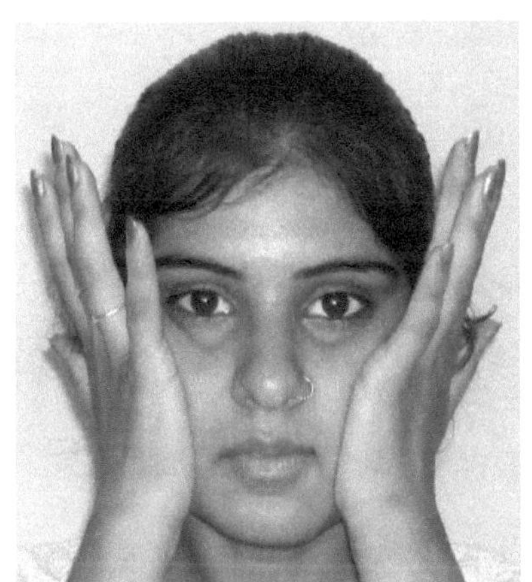

ren Sie mit kreisförmigen Bewegungen ausgiebig Ihre Schläfen. Massieren Sie den Teil parallel zu Ihren Ohren kräftig mit Ihrer Handkante, der Seite des kleinen Fingers.

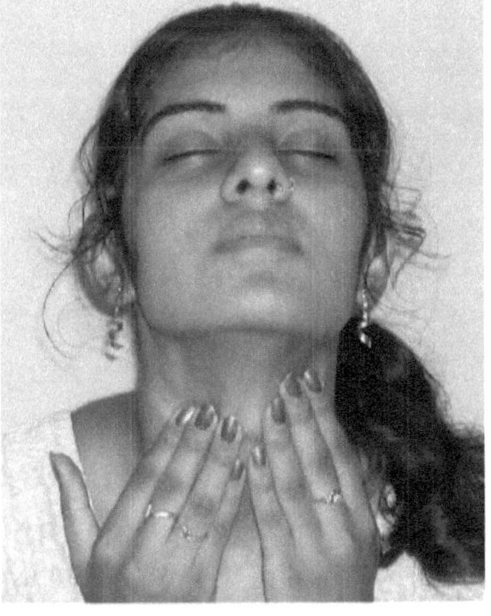

2. Reiben Sie Öl unter Ihr Kinn und auf den Hals. Massieren Sie mit Ihren Fingern einwärts unter dem Kinn und abwärts auf der Halsregion. Wiederholen Sie dies mehrere Male. Regelmäßig angewendet verhindert diese Massage ein Doppelkinn und Halsfalten.

3. Massieren Sie Ihre Stirn, indem Sie die Finger Ihrer beiden Hände in entgegengesetzte Richtungen bewegen.

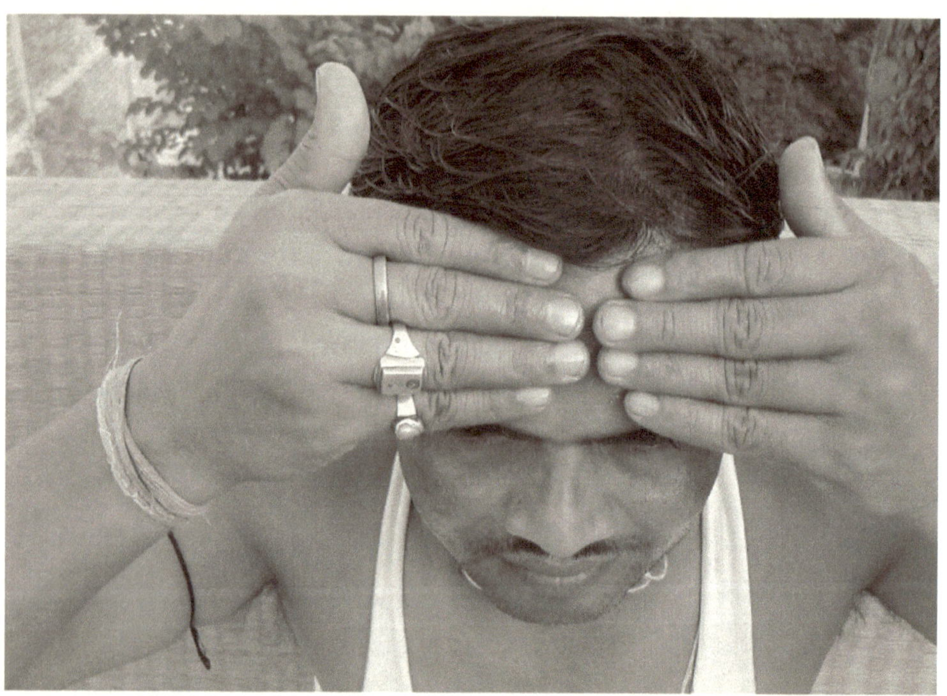

4. Nun lernen Sie einige Energiepunkte im Gesicht kennen. Die Anwendung von gleichmäßigem und sanften Druck auf diese Punkte verjüngt das Gesicht, indem es Blockaden öffnet und die Blutzirkulation verbessert. Drücken Sie verschiedene Punkte auf einer geraden Linie zwischen Augenbrauen und Ohren. Wenden Sie konstanten und sanften Druck an jedem Punkt an. Sie werden die Punkte anhand ihrer Empfindlichkeit erkennen.

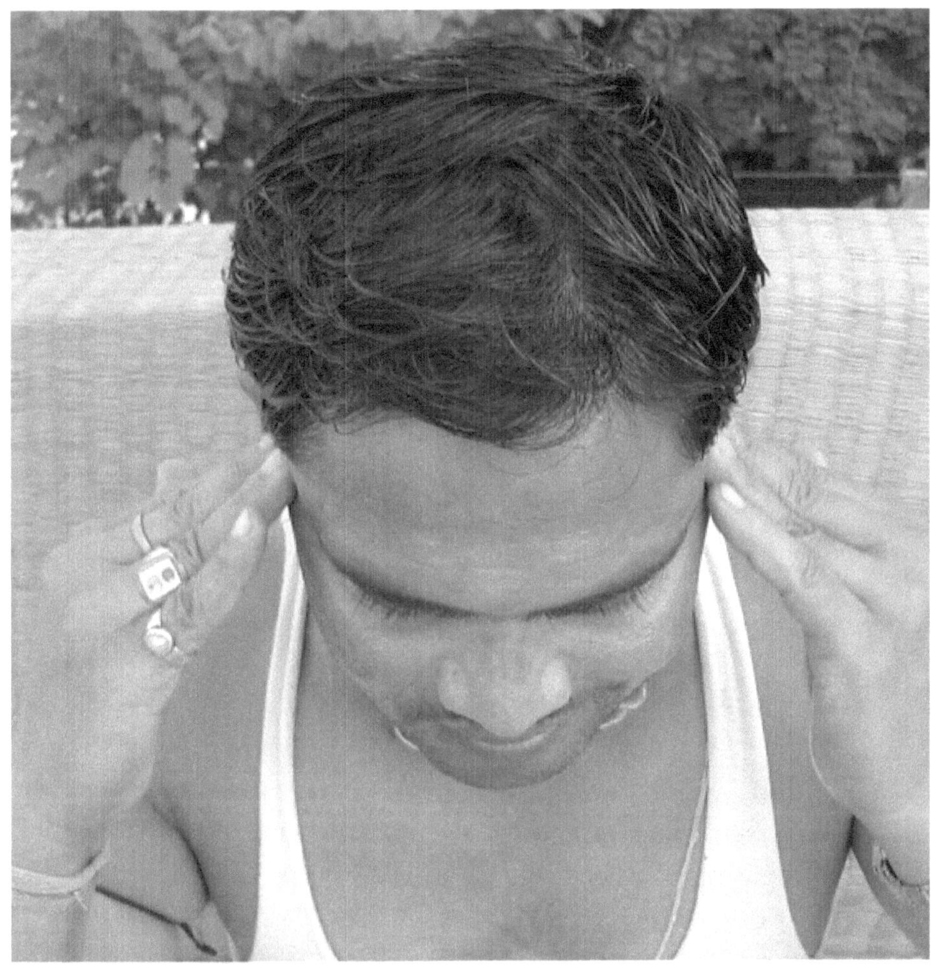

5. Drücken Sie mit zwei Fingern auf beiden Gesichtshälften zwei Energiepunkte, die ein wenig über den Nasenflügeln und unterhalb der Augen liegen. Wenden Sie konstanten und sanften Druck an und erhöhen Sie ihn nach und nach. Diejenigen, die mit Nebenhöhlenblockaden leben, können an diesen Punkten Schmerz empfinden.

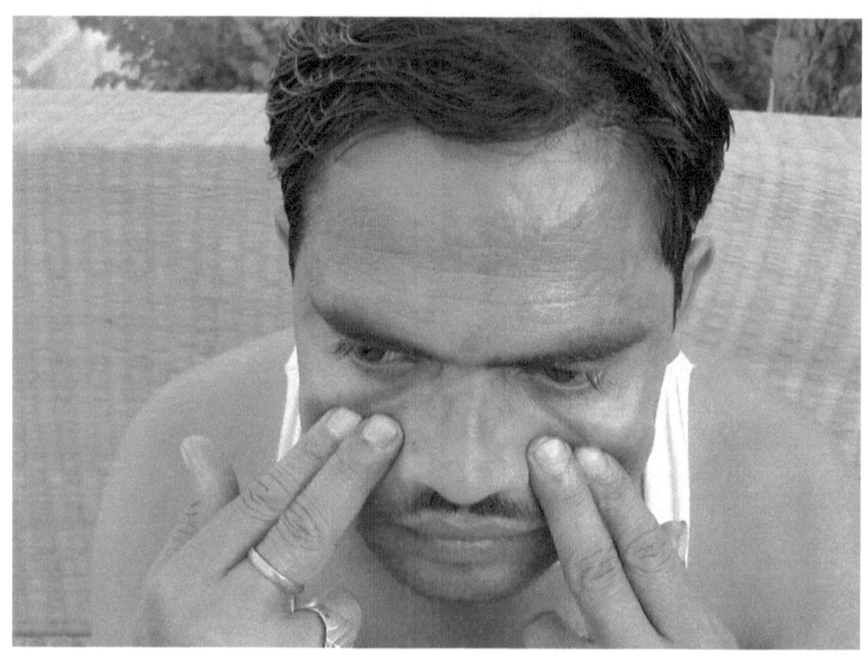

6. Zwischen den Punkten, die Sie oben gedrückt haben und den Ohren existieren noch weitere Energiepunkte, wie in den Bildern unten gezeigt. Drücken Sie jeden einzelnen mit großer Vorsicht und Feingefühl. Erhöhen Sie den Druck stetig.

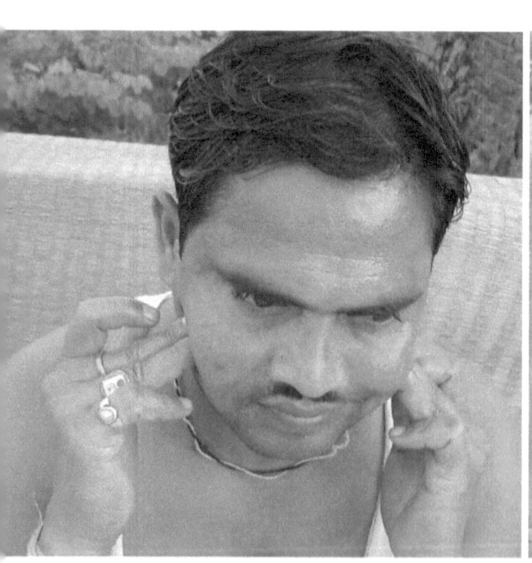 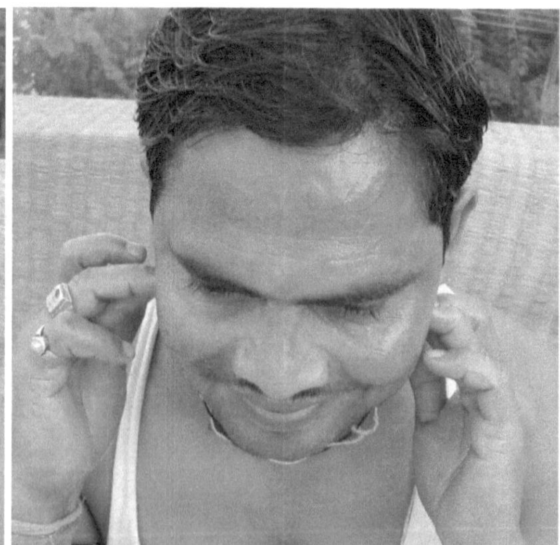

Diagnostische Bauchmassage

Für eine Bauchmassage sollte man einen leeren Magen und Blase haben. Es wird auf die tiefen Teile des Unterleibs Druck ausgeübt, und man sollte diese Massage sehr vorsichtig und feinfühlig durchführen. Es ist gleichzeitig eine diagnostische Massage. Bei einem Ungleichgewicht des *Dosha* bzw. der drei Energien des Körpers entsteht Schmerz an verschiedenen Stellen des Unterleibs. Lernen Sie bitte schrittweise, und seien Sie sehr sensibel für den Druck, den Sie anwenden. Halten Sie inne und verringern Sie den Druck, wenn ein Schmerz auftritt. Der beste Weg, um die Bauchmassage zu erlernen, ist, sie bei sich selbst anzuwenden. So werden Sie die Sensibilität für den Grad des Drucks, den Sie anwenden müssen, erlangen.

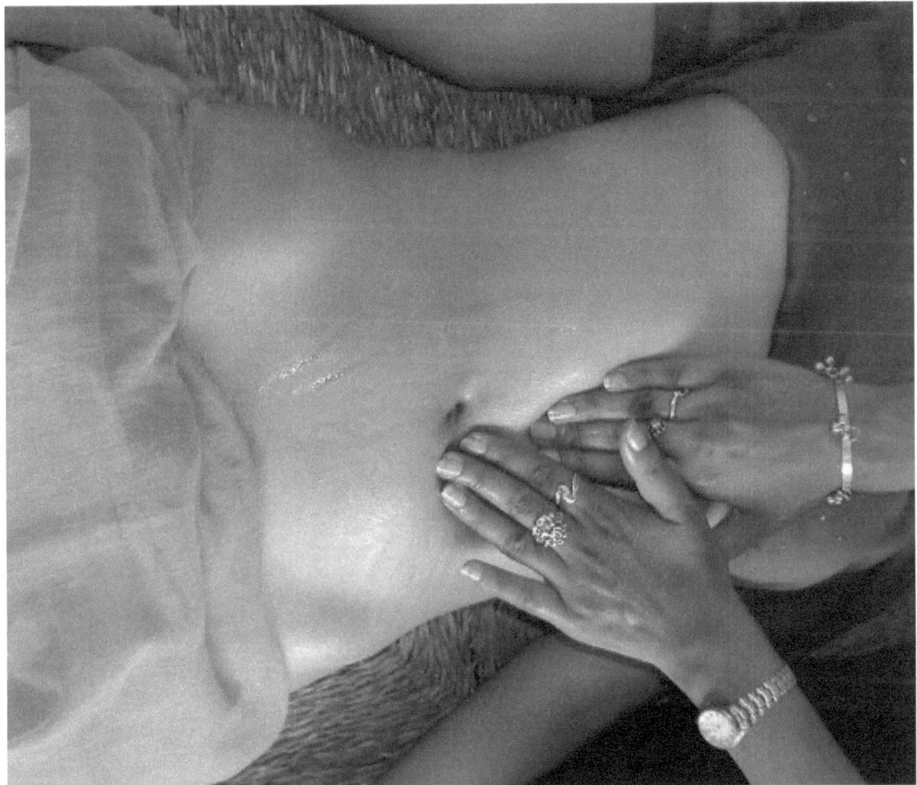

1. Entspannen Sie sich völlig. Reiben Sie Öl auf den Unterleib; beginnen Sie die Massage von der rechten Seite des Unterleibs in Richtung Bauchnabel, so, als ob Sie eine gerade Linie zögen vom Beckenende zum Nabel. Beginnen Sie mit wenig Druck und steigern Sie ihn nach und nach. Wiederholen Sie dies mehrere Male an bestimmten Orten.

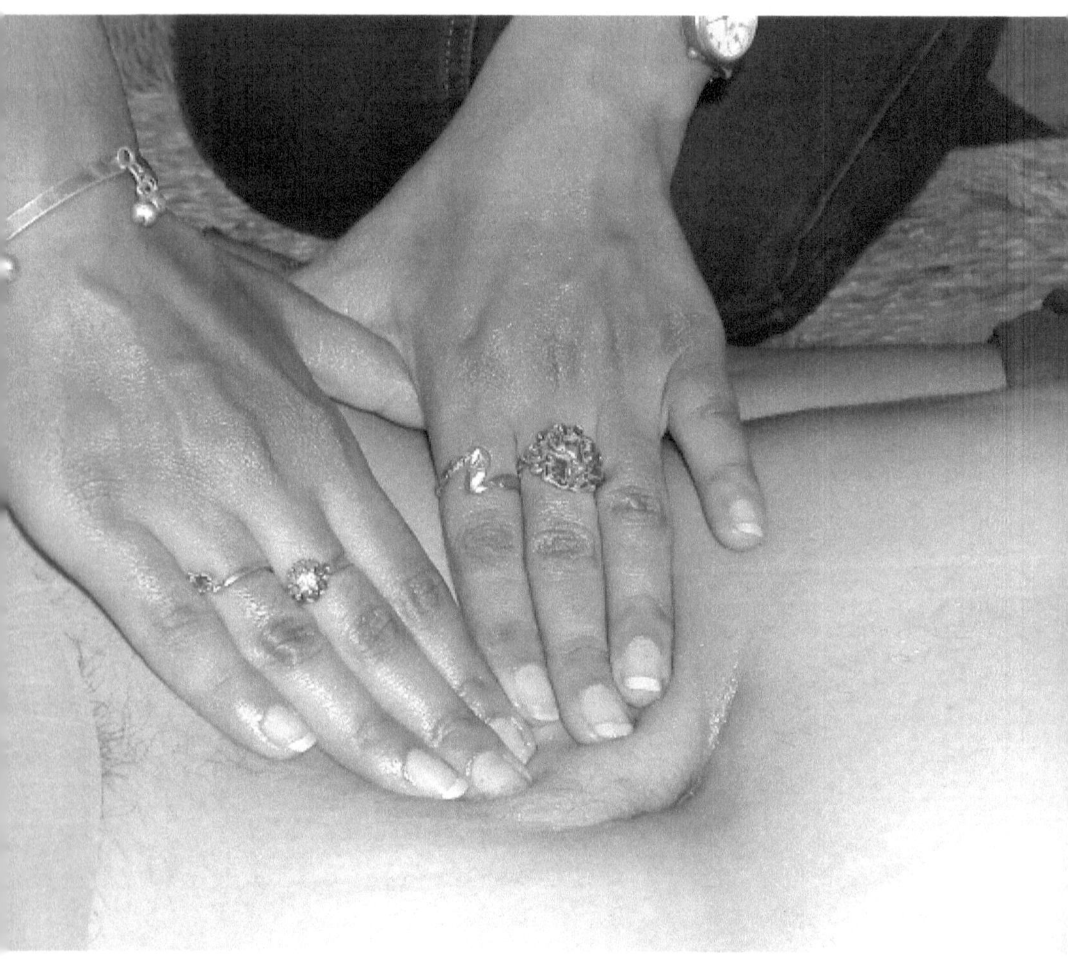

2. Fahren Sie in kleinen Schritten im Uhrzeigersinn fort und massieren mit gleichen Bewegungen wie im Schritt 1 beschrieben.

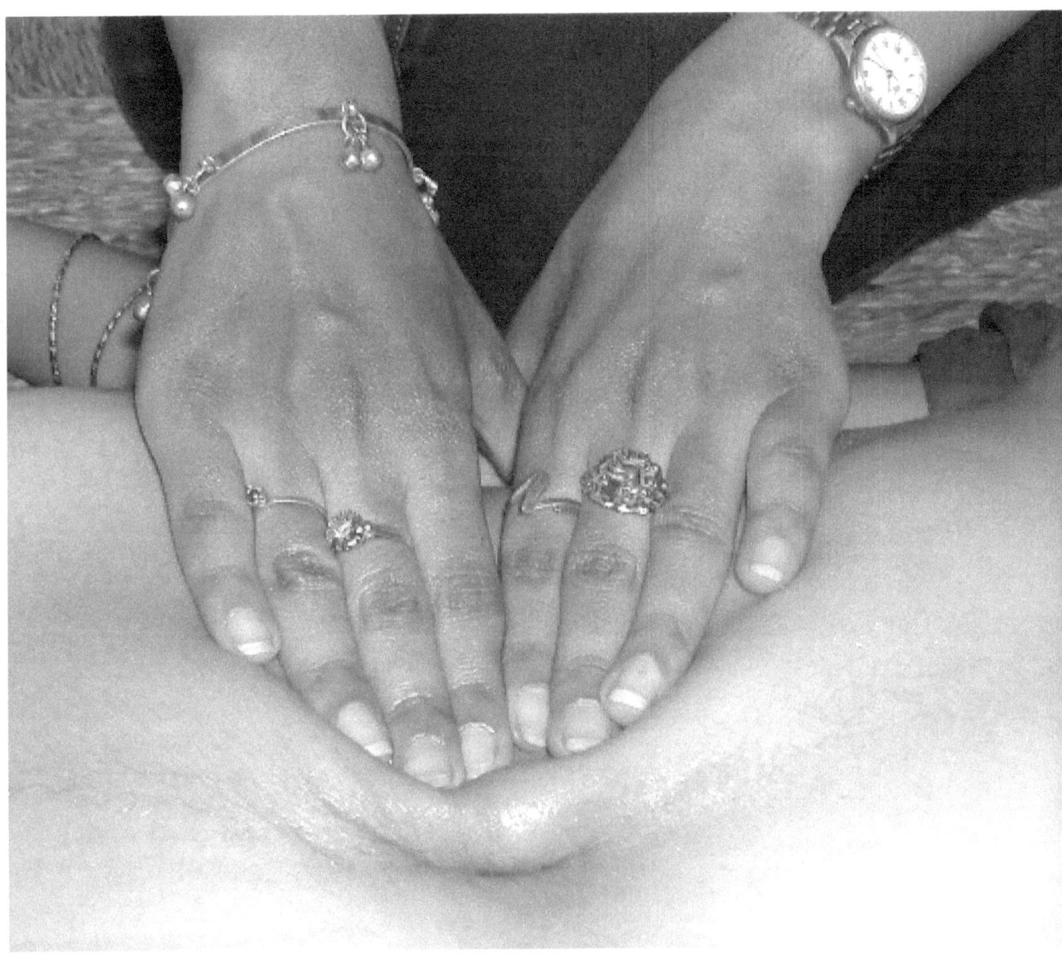

3. Fahren Sie fort wie im Bild unten dargestellt. Verändern Sie die Position Ihrer Hände und fahren Sie im Uhrzeigersinn fort mit der Massage. Denken Sie daran, dass Sie sich immer in gerader Linie bewegen und jeweils am Nabel enden.

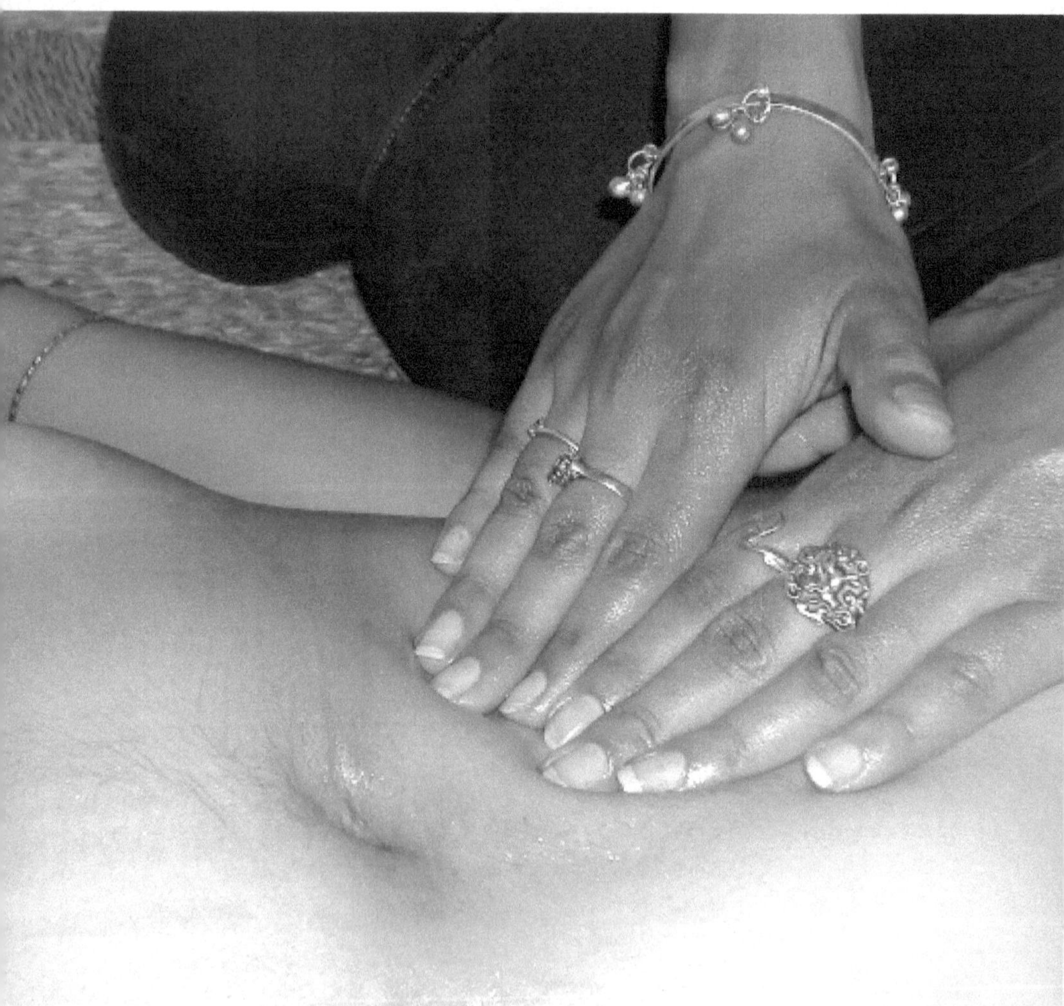

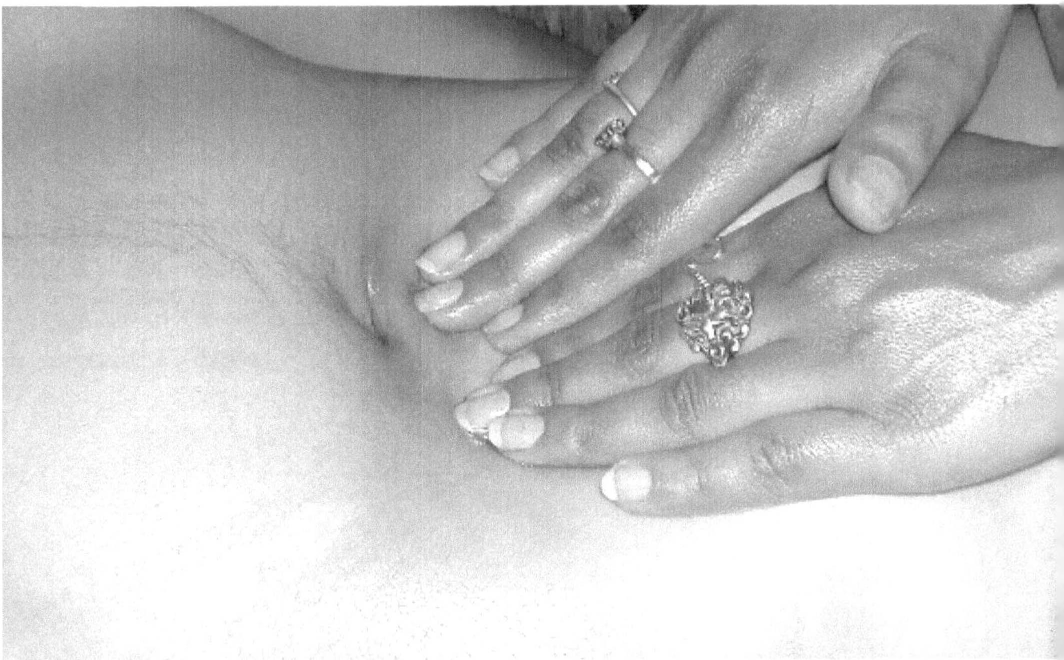

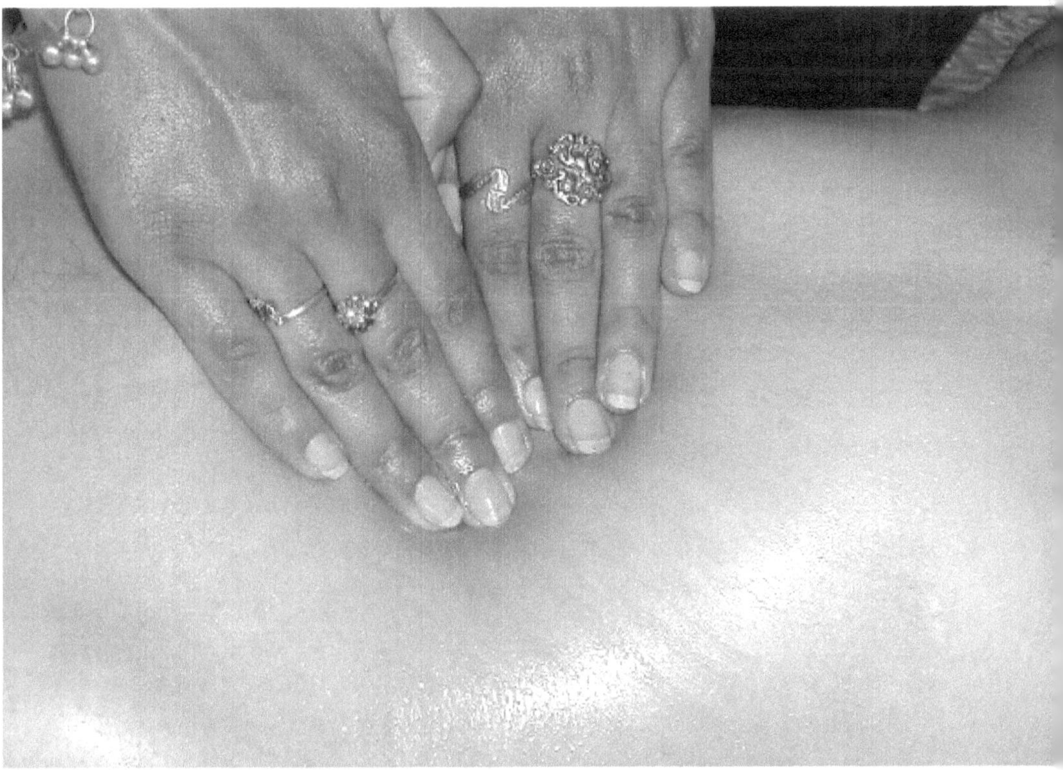

4. Vollenden Sie den ganzen Kreis wie in den obigen Bildern
   gezeigt. Beginnen Sie den nächsten Kreis mit etwas mehr
   Druck. Machen Sie drei solcher Zirkel.

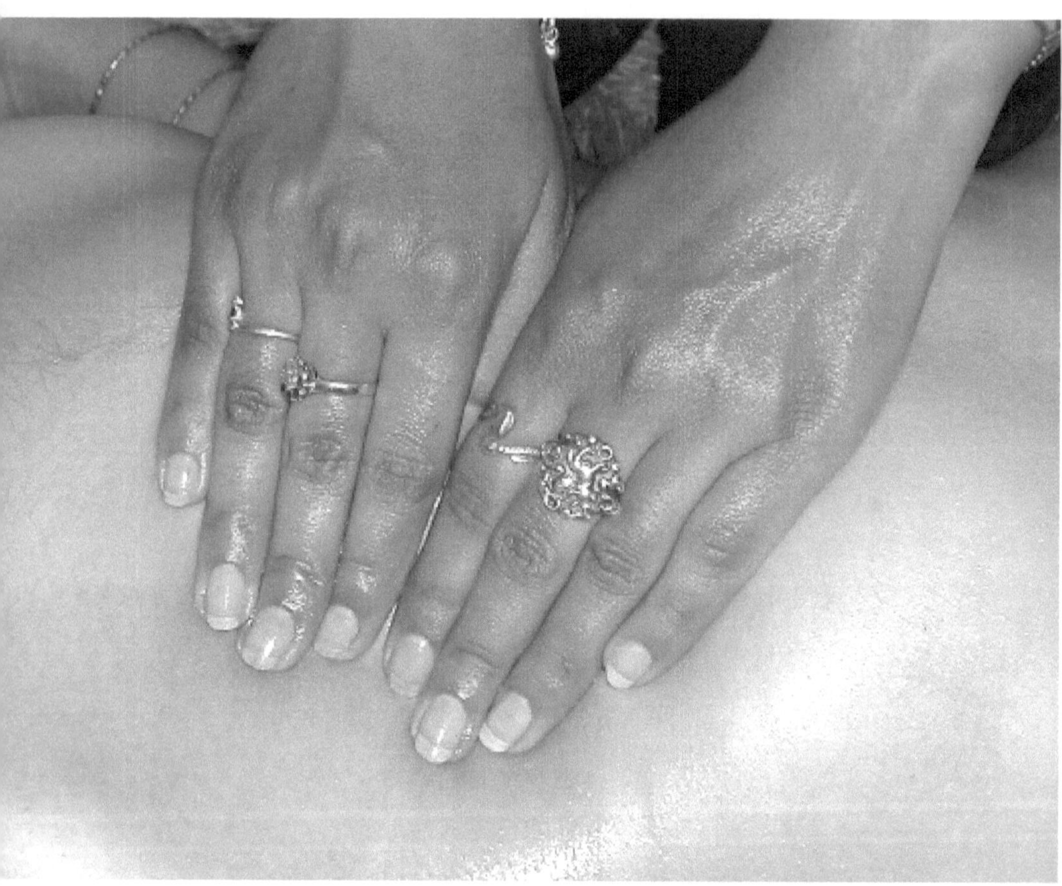

Ergebnisse der kreisenden Bauchmassage

Ein geschmeidiger Bauch kennzeichnet eine gute
Gesundheit. Eine harter Bauch zeigt eine Steifheit der
inneren Organe an und ein Ungleichgewicht der *Doshas*.
In manchen Fällen ist der Unterleib an bestimmten Stellen hart und schmerzhaft, aber nach mehrfacher Massage
werden diese Stellen weich, wobei der Schmerz an anderer
Stelle des Unterleibs auftritt. Dies ist ein typisches Zeichen

für ein *vata*-Ungleichgewicht in diesem Bereich. Ich nenne es den "wandernden Schmerz", da *vata dosha* beweglich ist und den Schmerz an eine andere Stelle transportiert. Es ist empfehlenswert, in diesem Fall *vata*-lindernde Maßnahmen zu ergreifen.

Zentrale Energiepunkte des Unterleibs und ihre Massage

Die folgende Massage sollte nur im Anschluss an die oben beschriebene durchgeführt werden. Zentrale Energiepunkte des Körpers sind im Unterleib längsseitig auf beiden Seiten des Nabels angeordnet. Im Zustand des Ungleichgewichts sind diese Punkte dezentralisiert. Dies geschieht normalerweise im Fall von Müdigkeit, Erschöpfung, im Rekonvaleszenzstadium nach einem Leiden oder einem Unfall. Mithilfe dieser Massage finden wir zunächst heraus, ob sich die Punkte am richtigen Platz befinden, und wenn nicht, bringen wir sie durch spezifische Massagebewegungen dorthin zurück. Dies macht man mit einer längsverlaufenden Massage des Unterleibs.

1. Eine längsseitig verlaufende Bauchmassage wird gemacht, indem man den Unterleib von oben nach unten, beidseitig entlang des Nabels massiert, wie es in den beiden nachfolgenden Bildern dargestellt ist. Ihre Massagebewegungen sollten in Längsrichtung sein, vom oberen zum unteren Teil bis zum Ende des Unterleibs. Die Linie sollte auf beiden Seiten ca. 2-3 cm entfernt vom Nabel verlaufen. Massieren Sie zuerst die rechte Seite mehrere Male mit schrittweiser Erhöhung des Drucks, und anschließend die linke.

2. Bei einer gesunden und ausgeglichenen Person wird man bei dieser Massage keine Schmerzpunkte entdecken. Schmerz zeigt an, dass die zentralen Energiepunkte gestört sind. Personen, die unter einem Ungleichgewicht der drei *Doshas* leiden (*vata*, *pitta* und *kapha*), was in Ayurveda als Status von *dhatukshya* bezeichnet wird, haben auf beiden Seiten des Nabels Schmerzen. Sie sind oft müde und ausgelaugt, und ihr zentrales Energiesystem ist gestört, weil die drei dynamischen Kräfte des Körpers fehlen.

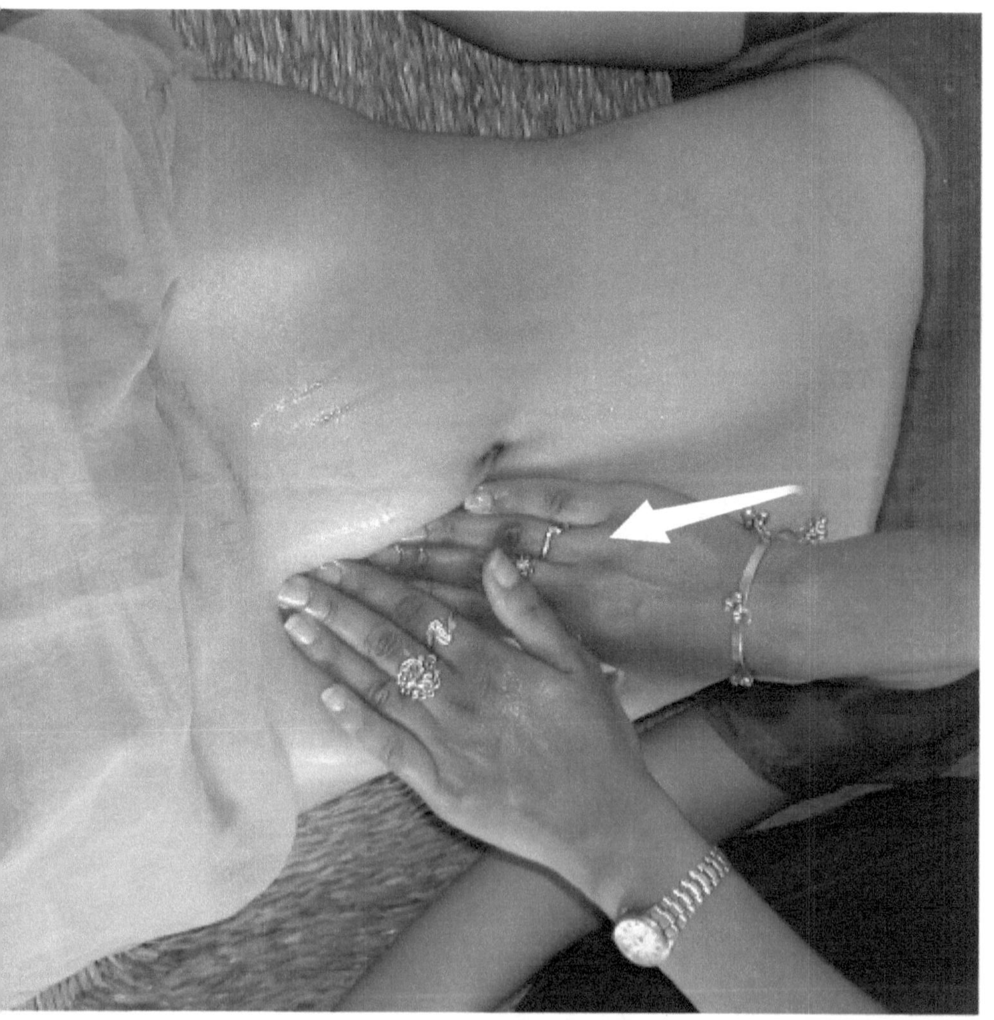

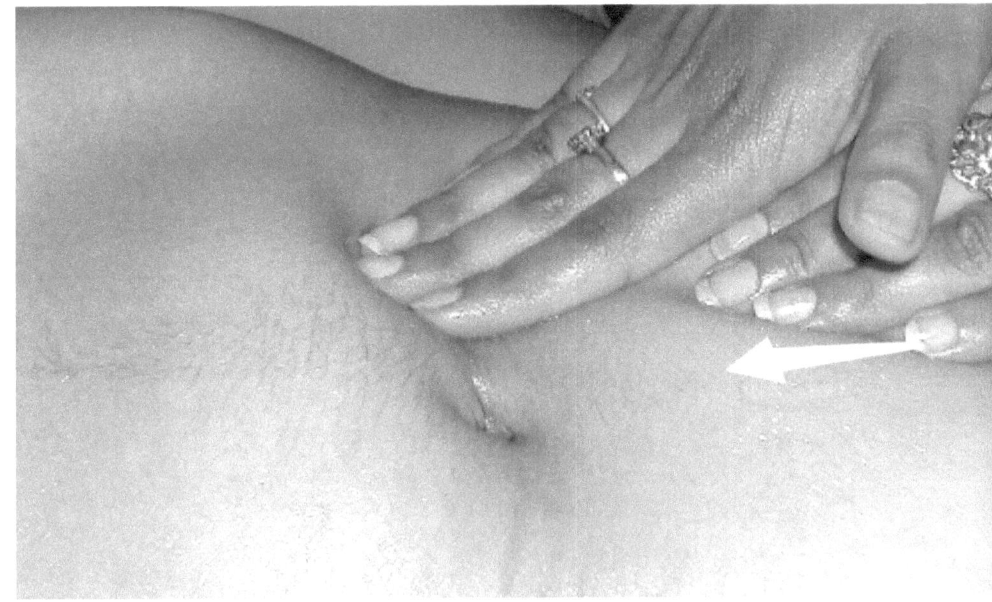

3. Haben Sie schmerzhafte Stellen gefunden, müssen Sie sie zunächst mit schmerzstillendem Öl behandeln. Sie müssen die Massage sanft durchführen und aufpassen, die Person nicht zu verletzen. Ist der Schmerz bleibend und zu stark, ist es besser, zuerst schmerzlinderndes Öl auf den Unterleib aufzutragen, dann feuchte Wärme in Form von warmen, feuchten Tüchern, um die Steifheit loszuwerden.

4. Um die Energiepunkte an die richtigen Stellen zurückzusetzen, müssen Sie sie über ihre ganze Länge in Richtung Bauchnabel massieren. Beginnen Sie von der Seite und fahren Sie Richtung Zentrum fort. Massieren Sie auf diese Weise den ganzen Unterleib in vertikaler Richtung, zuerst von rechts zum Zentrum und dann von links. Der Anfangspunkt ist ca. 7 cm entfernt von der Nabellinie und das Ende in der Mittellinie des Unterleibs. Die beiden nächsten Bilder zeigen die Details. Die Pfeile kennzeichnen die Massagerichtung.

5. Sie benötigen einige Sitzungen mit Bauchmassage zusammen mit der längsseitigen Massage, um gestörte Energiepunkte an ihre richtigen Stellen zurückzubringen.

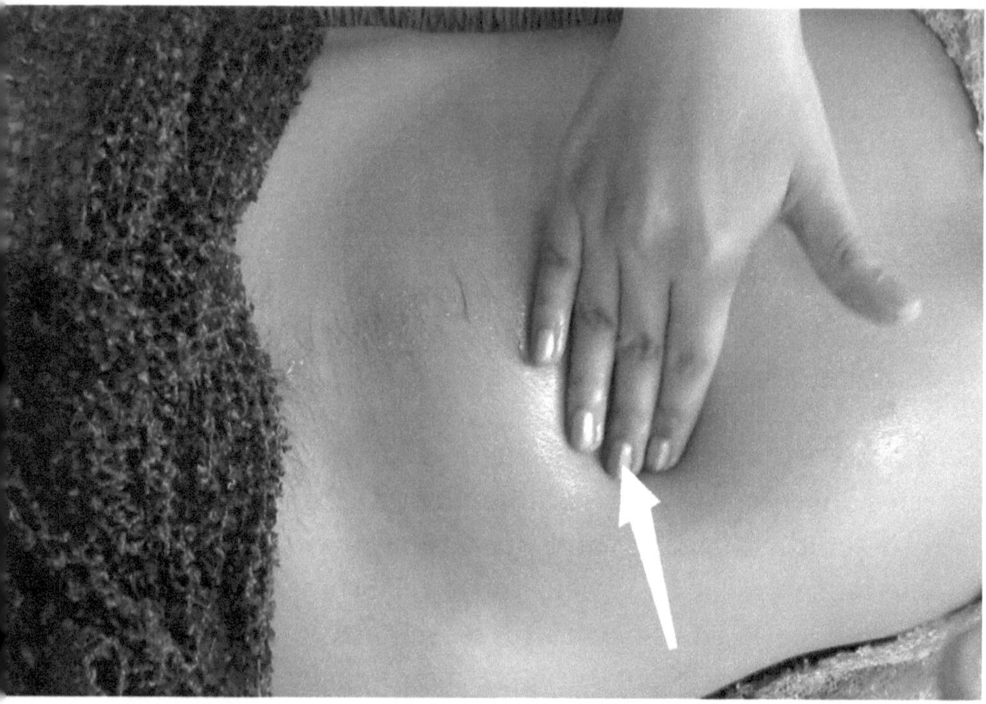

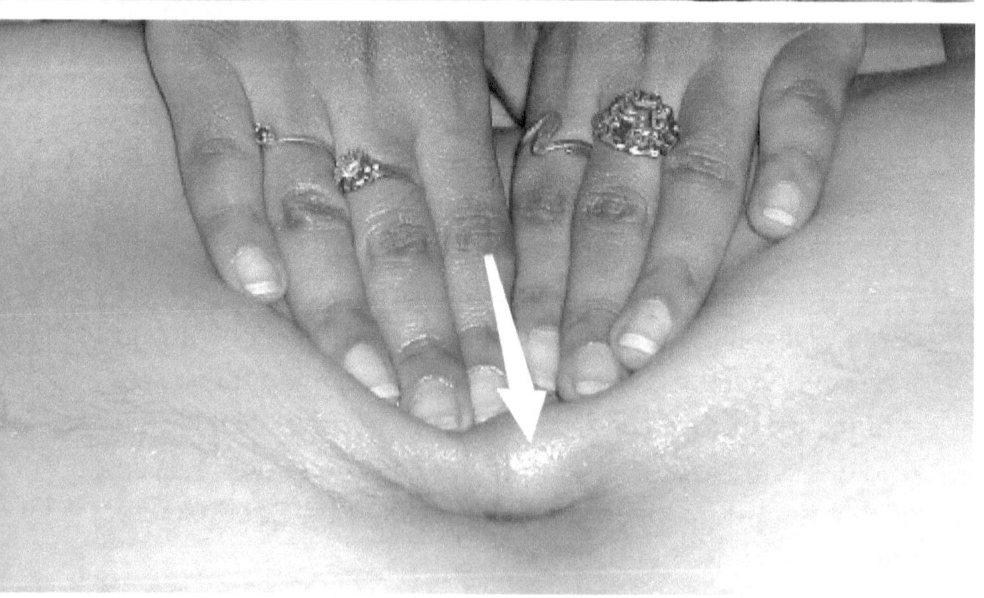

Die zwei bedeutendsten Energiepunke des Unterleibs (*kutran*)

Diese beiden Energiepunkte befinden sich an der linken und rechten Ecke des Unterleibs tief in Richtung Becken. Diese Stellen werden in unserer Himalaya-Region *kutran* genannt, aber in anderen Regionen gibt es sicher weitere Bezeichnungen für sie. Diese Energiepunkte sollten nur gedrückt werden, wenn die oben beschriebene Massage erfolgt ist. Falls hierbei Probleme aufgetreten sind wie ein harter Unterleib oder Schmerz an verschiedenen Stellen, muss dies zunächst mit mehreren Massagen und Wärmeanwendungen behandelt werden, bevor *kutran* gedrückt werden kann.

1. Gleiten Sie mit Ihrer Hand bei 45° vom Nabel aus in die Richtung des Beins und enden am Beckenknochen rechts des Unterleibs. Verstärken Sie nach und nach den Druck und gehen Sie mit Ihren Fingern tiefer, wie auf dem folgenden Bild abgebildet.

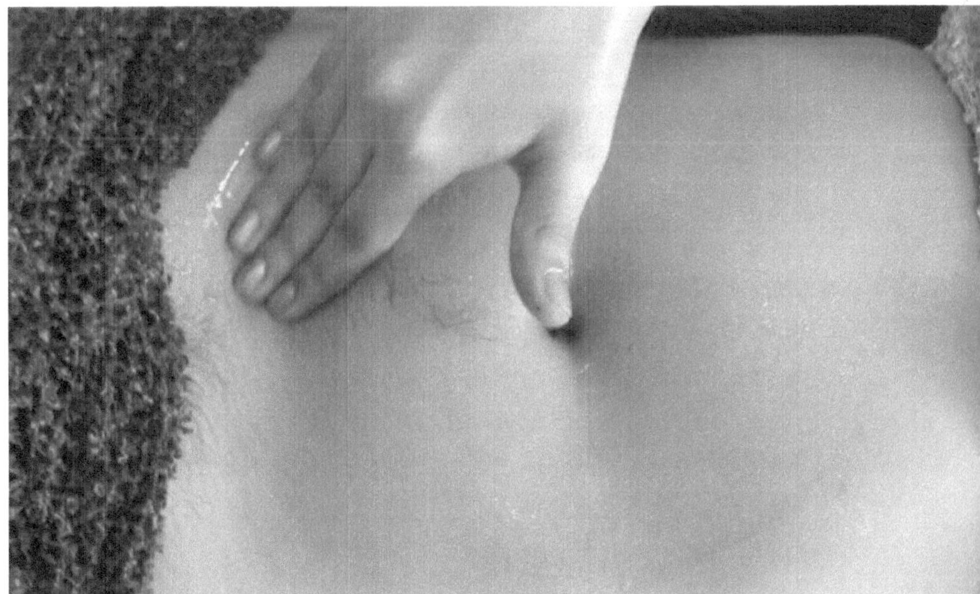

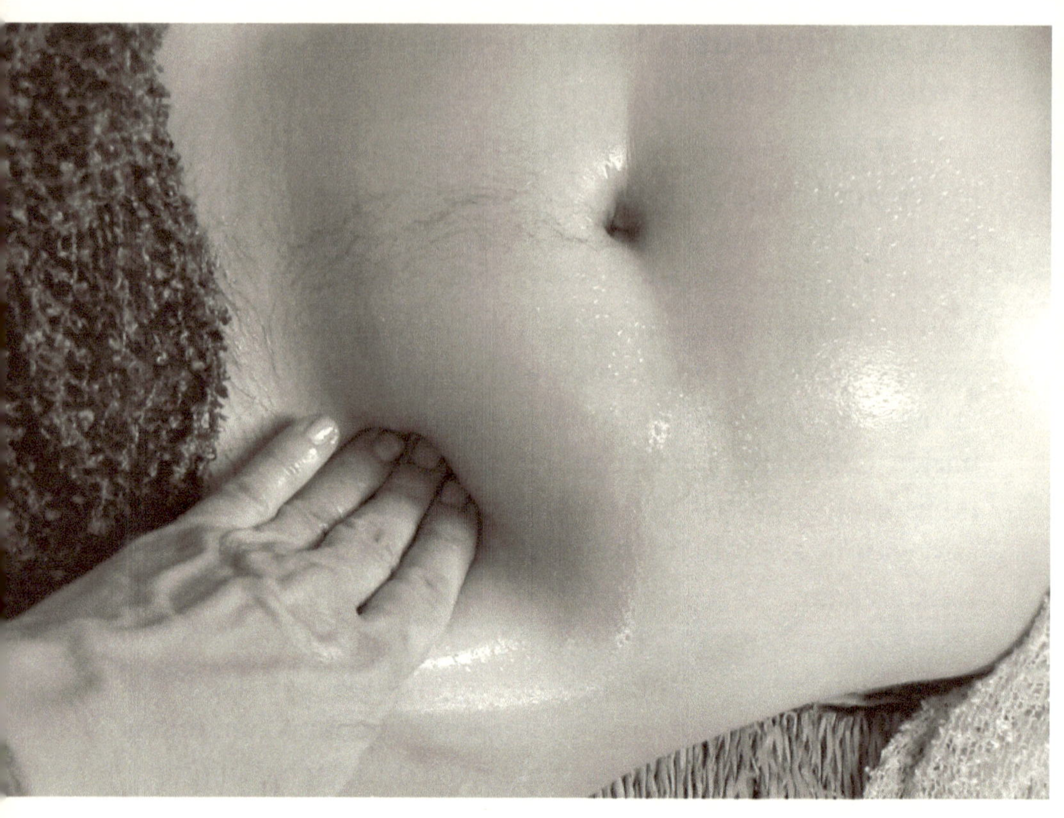

2. Drücken Sie auf die gleiche Art auf der linken Seite. Nach einigen Malen verstärken Sie langsam den Druck und die Tiefe wie oben gezeigt.

3. Jemand, der an Verstopfung leidet, sollte diese Punkte nicht drücken. Sie sollten sich selbst erst gegen *vata*-Ungleichgewicht behandeln und ihr System regulieren.

4. Die *kutran*-Energiepunkte verhelfen zum Ausgleich von Defekten, die auf unausgeglichenen Körperhaltungen beruhen. Wenn beispielsweise Personen auf einer Seite mehr Gewicht ansetzen als auf der anderen, ist ihr Körper nicht ausbalanciert, und sie bekommen Schmerzen in verschiedenen Körperteilen. Diese Druckmassage hilft in solchen Fällen.

Babymassage

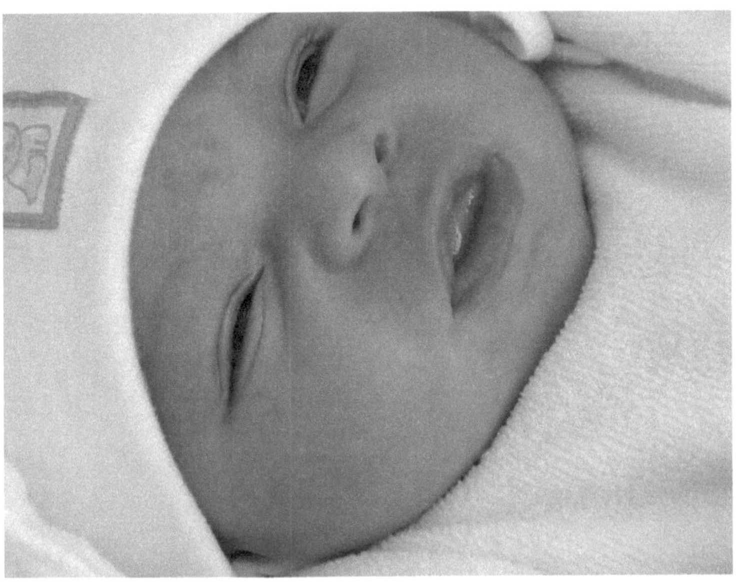

Abhiyanga bzw. Ölanwendung ist absolut wichtig für das richtige Wachstum und die Knochenbildung des Babys. Es ist eine Langzeitinvestition in das Leben dieses Individuums, das Sie als kleines und fragiles Baby in den Händen halten. Wie bereits erklärt, ist *abhiyanga* die wiederholte Einölung, wobei der Körper durch die Haut mit Öl versorgt wird. Babys, die mit regelmäßiger Ölmassage aufwachsen, haben kräftigere Knochen und Muskeln und sind weniger anfällig für Verletzungen.

Babymassage muss sehr vorsichtig und feinfühlig durchgeführt werden. Babys sind fragil, empfindsam und winzig. Es ist einfach, sie zu massieren, weil die Oberfläche so klein ist. Dennoch muss man sie richtig behandeln und ihre Launen und Bedürfnisse verstehen. Babys machen auch unvorhersehbare Bewegungen, und so muss man sie liebevoll und beruhigend anfassen, um sie auf subtile Weise davon zu überzeugen, sich massieren zu lassen. Folgen Sie den nachfolgend angegebenen Schritten.

1. Bevor Sie beginnen, müssen Sie das Baby vorbereiten, indem Sie es zärtlich in den Armen halten. Dann ziehen Sie es an einem warmen Platz sanft aus.

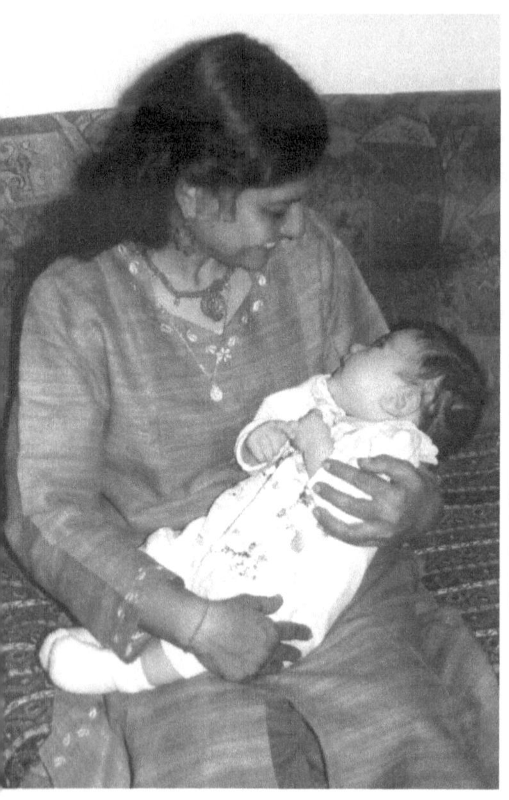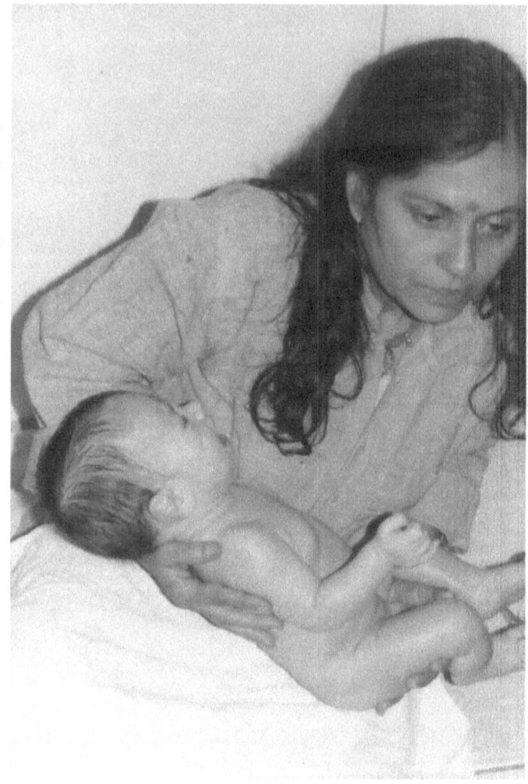

2. Folgen Sie derselben Sequenz wie bei der Erwachsenenmassage und beginnen Sie mit Füßen und Beinen. Da Babys diese Teile am meisten bewegen, wird das Einölen sie beruhigen. Halten Sie die Füße in Ihrer Hand, während Sie mit der anderen sanft das Bein halten. Reiben Sie Öl auf den Fuß und massieren Sie mehrere Male den oberen und unteren Teil des Fußes wie nachfolgend gezeigt. Der Sinn ist, dass die Haut durch das konstante und sanfte Reiben das Öl absorbiert.

3. Nehmen Sie den Fuß in die Hand und drücken Sie den
    ganzen Fuß wie nachfolgend gezeigt.

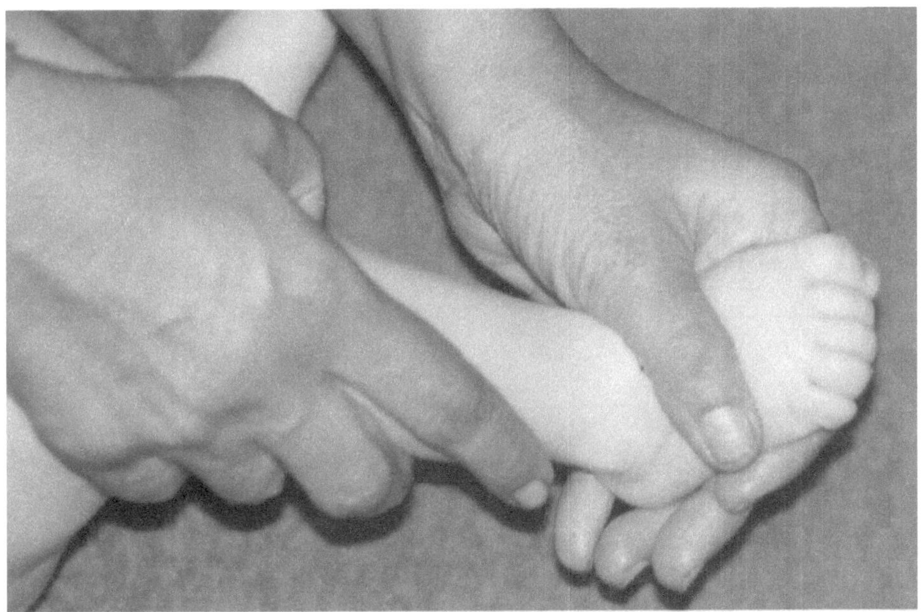

4. Nachdem Sie den Fuß massiert und gedrückt haben,
    massieren Sie nun das ganze Bein aufwärts mit einzelnen
    Massagestrichen. Sie müssen mit der einen Hand den
    Fuß halten und mit der anderen massieren, wie darge-

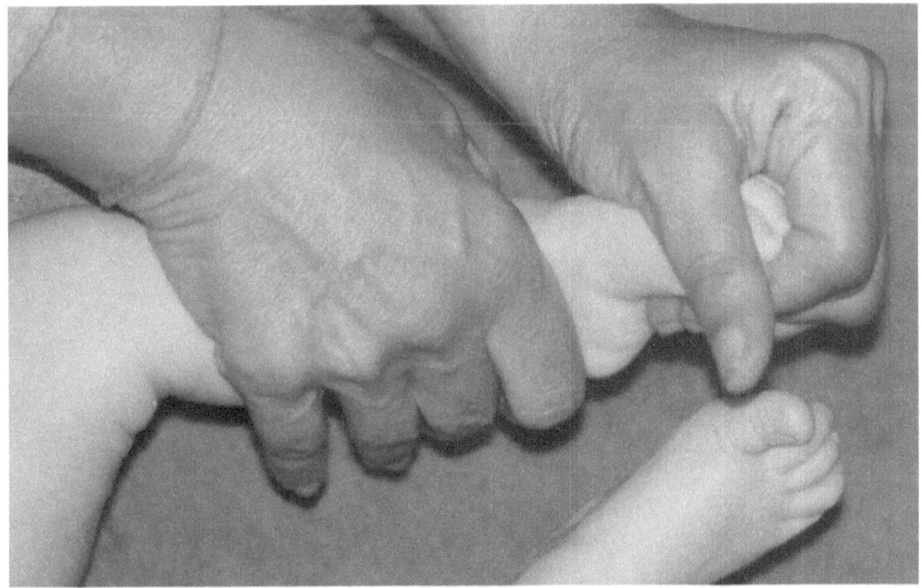

stellt. Bewegen Sie Ihre Hand so, dass Sie das kleine Bein von allen Seiten erreichen können.

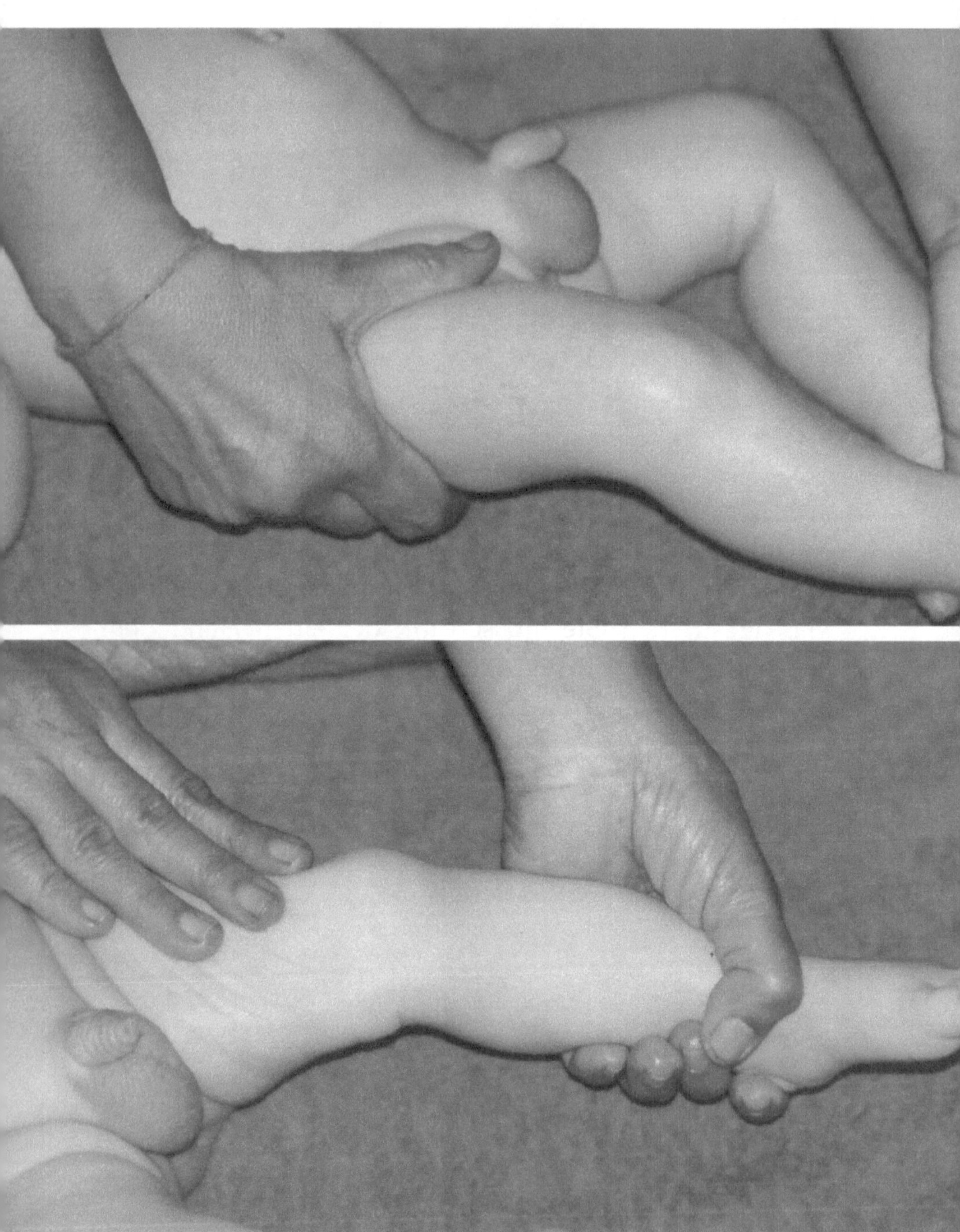

5. Nachdem Sie das gesamte Bein mehrere Male massiert haben, legen Sie ihre Hand auf beide Seiten des Knies und pressen es wie unten abgebildet.

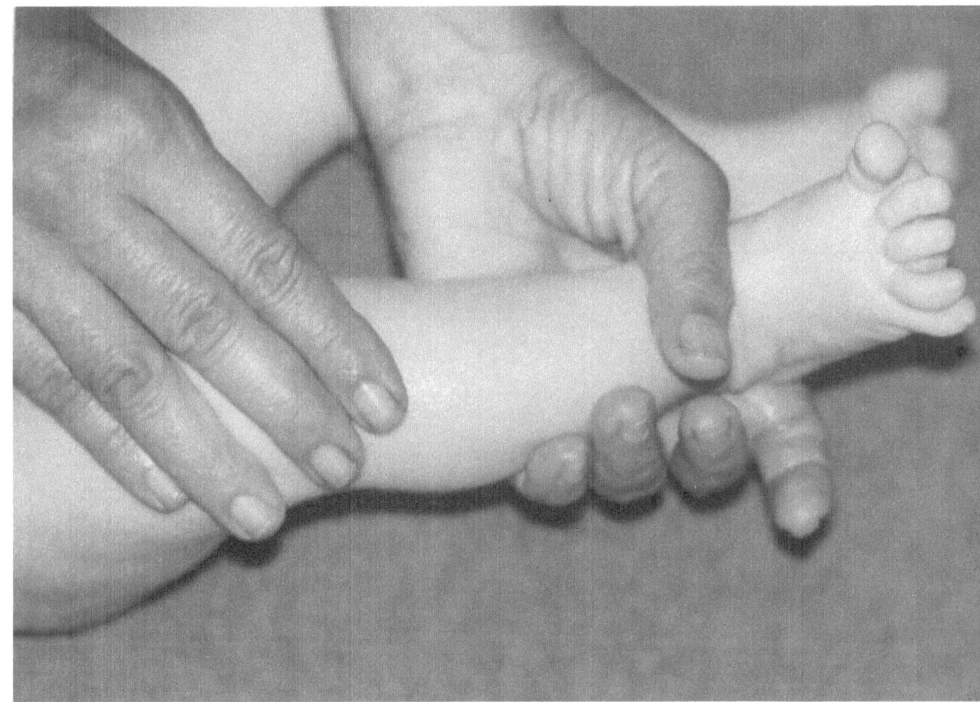

6. Massieren Sie auf gleiche Weise den anderen Fuß und das andere Bein.

7. Reiben Sie Hand und Arm des Babys mit Öl ein. Massieren Sie zuerst die kleinen Hände, indem Sie die Finger einzeln und die Handfläche wie im nachfolgenden Bild behandeln.

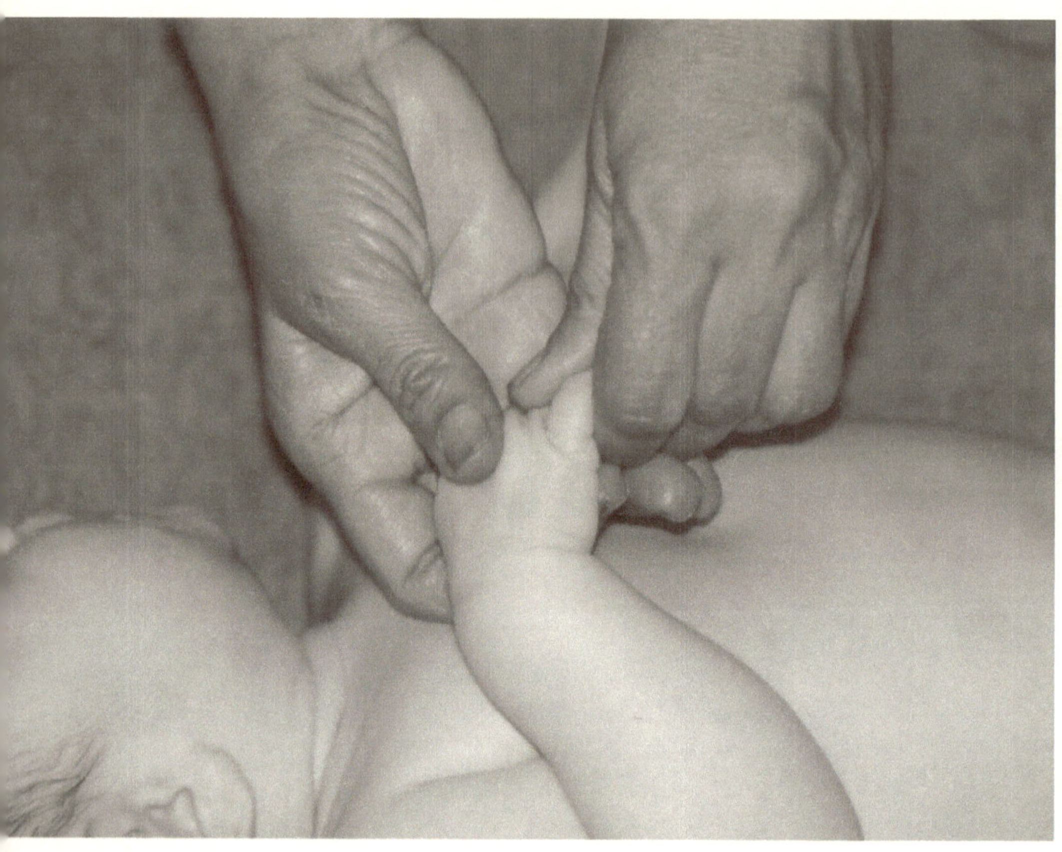

8. Massieren Sie den Arm in einzelnen Zügen mit beiden Händen von der Schulter hinunter zur Hüfte, wie in den beiden nächsten Bildern gezeigt. Wiederholen Sie dies mehrere Male unter Hinzunahme von weiterem Öl.

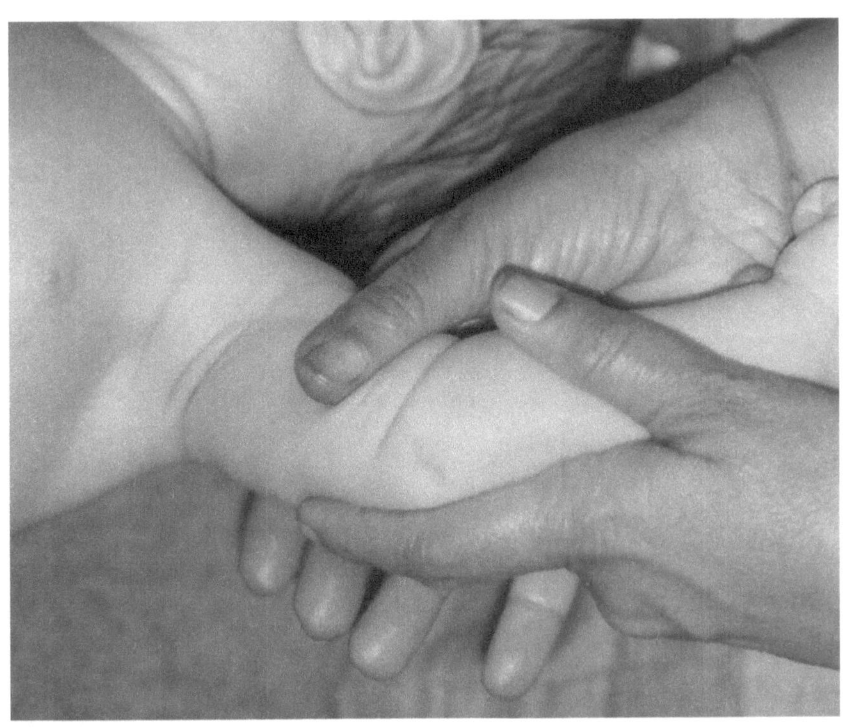

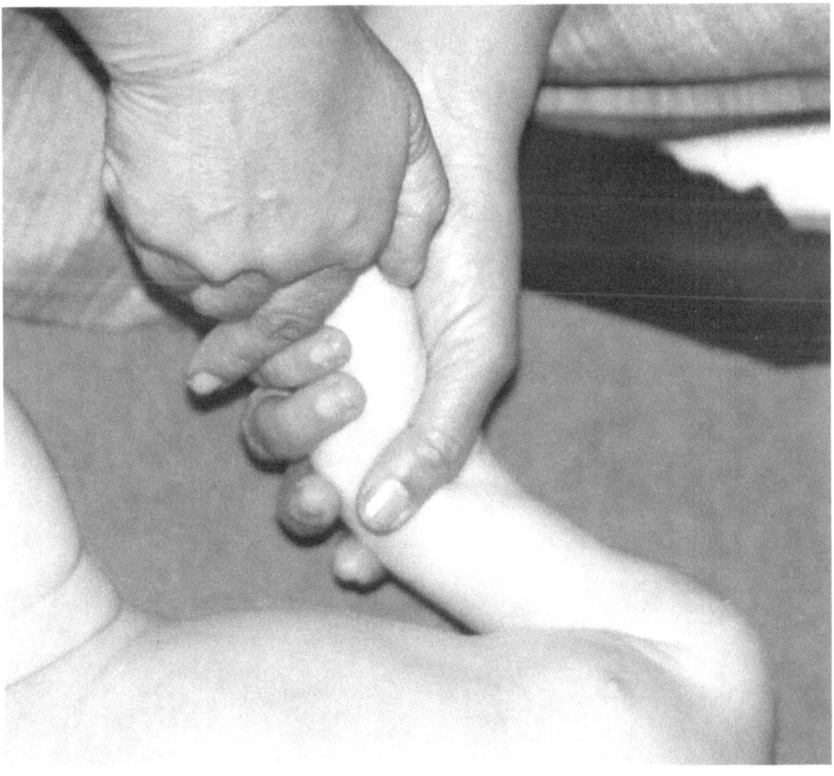

9. Tragen Sie Öl auf die Vorderseite und Seiten des Rumpfs auf und massieren Sie sanft, wie in den nachfolgenden drei Fotos dargestellt.

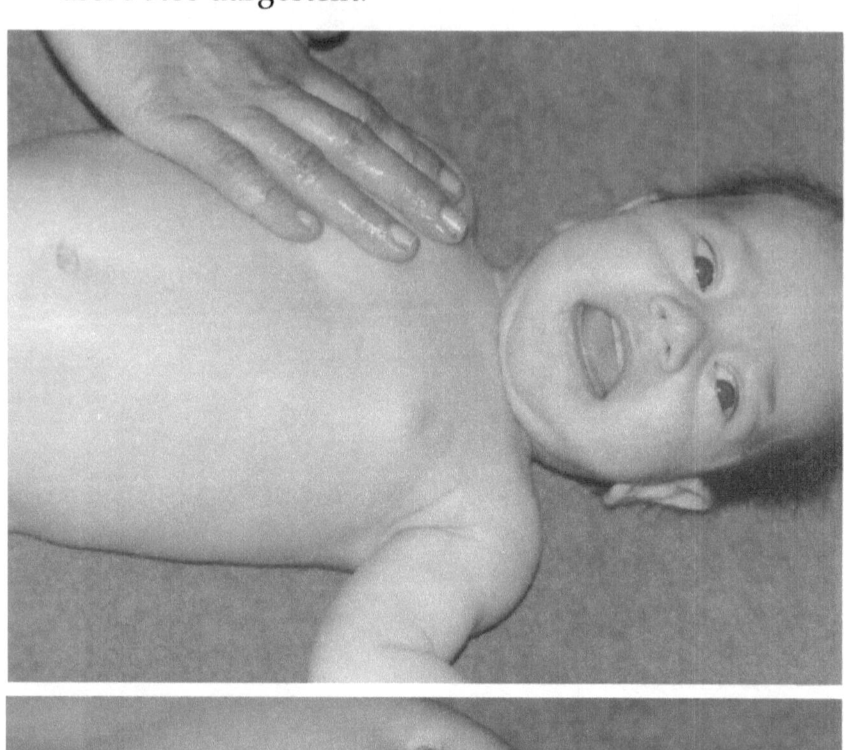

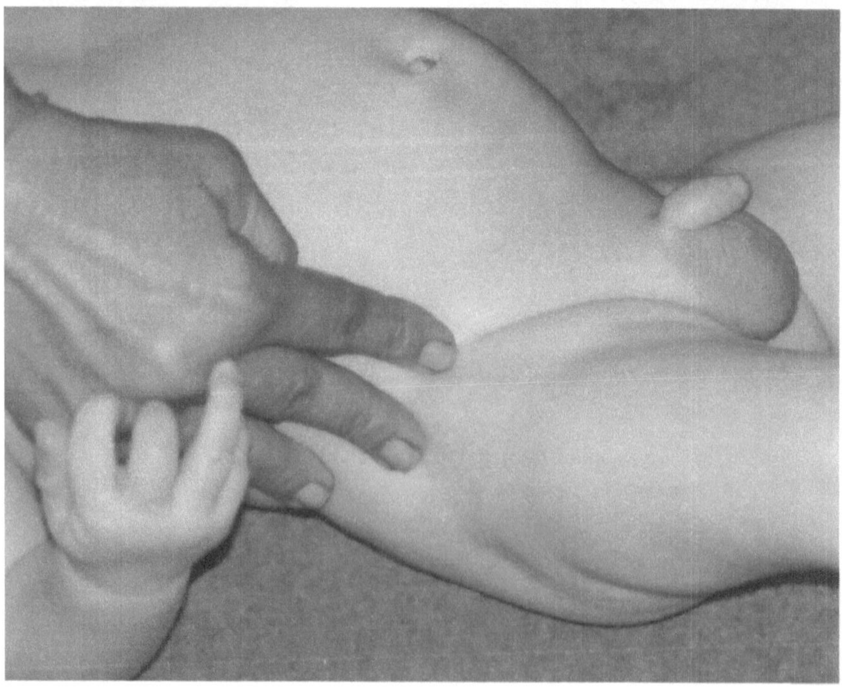

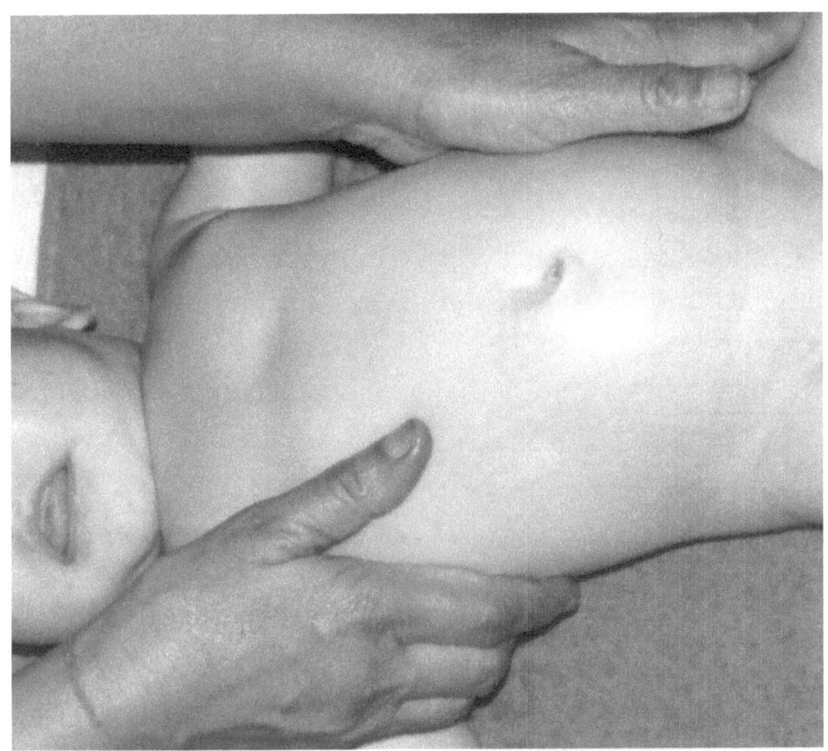

10. Massieren Sie nun die Schultern und den Hals des Babys mit Öl, indem Sie Ihre Hände gleichzeitig auf beide Schultern legen, wie unten gezeigt.

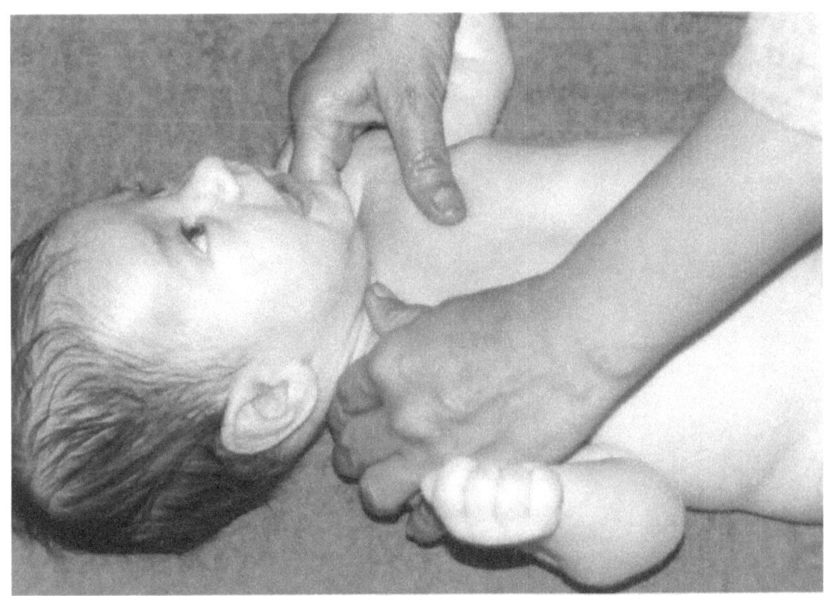

11. Rückenmassage ist etwas kompliziert, weil sehr kleine Babys normalerweise nicht gerne auf dem Bauch liegen. Wenn sie anfangen, etwas zu begreifen und zu sprechen, können sie es, aber bis zum 18. Monat ist es schwierig. Wie Sie unten auf dem Bild sehen, sind wir zu zweit, die die Massage durchführen. In meiner Kindheit hat meine Großmutter die kleinen Babys auf ihren Fuß gelegt, wie auf einen Motorradsitz, während sie im Schneidersitz dasass. Der Unterleib des Babys berührte ihre Beine. Sie hielt das Baby mit einer Hand und massierte es mit der anderen.

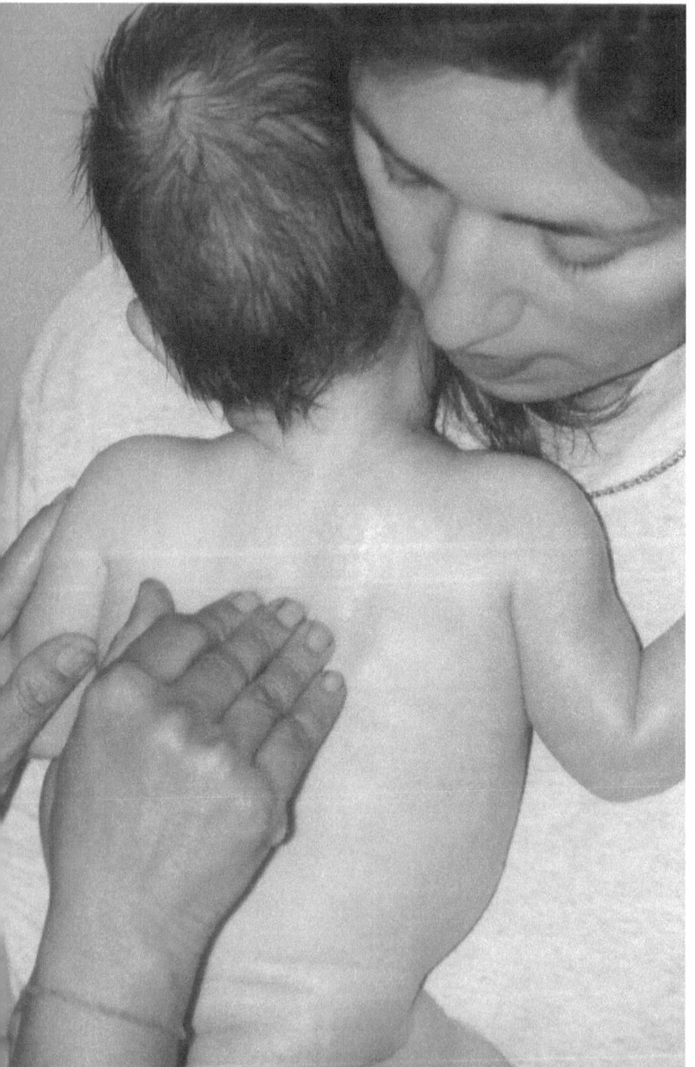

12. Geben Sie etwas Öl auf den Rücken und ziehen Sie lange Striche von oben nach unten. Massieren Sie einige Male. Während Sie den Rücken massieren, ölen Sie auch den Popo des Babys gründlich.

13. Der letzte Teil der Babymassage ist *Champi* bzw. Kopfmassage. Dies ist sehr wichtig, um das Baby zu beruhigen, und für seinen Haarwuchs. Tragen Sie das *Champi*-Öl mit den Fingerspitzen auf der Kopfhaut auf und massieren Sie sanft alle Stellen des Kopfes, wie unten dargestellt.

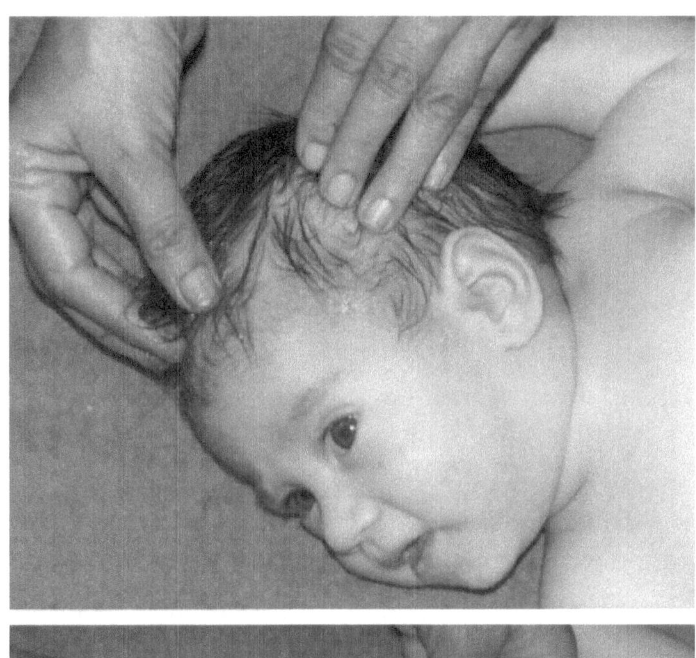

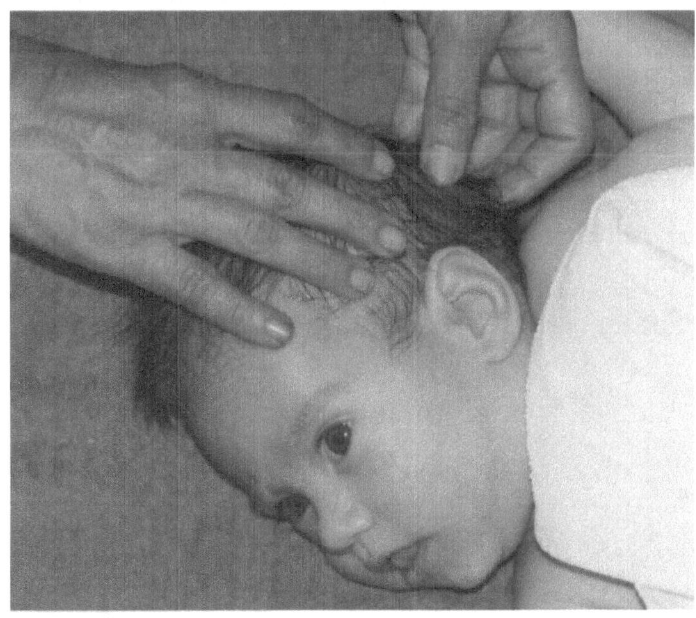

Chakra Abhiyanga

Nach der alten vedischen Lehre gibt es innerhalb des physischen Körpers einen feinstofflichen (subtilen) Körper, als *sukshma sharira* bezeichnet. Der subtile Körper repräsentiert die grundlegenden Aspekte der Persönlichkeit eines Individuums. Lassen Sie es mich einfacher ausdrücken. Die Psyche eines Menschen ist nicht beschränkt auf sein Gehirn und dessen Funktionen. Sie befindet sich überall im Körper, wie ein Energienetz. Die meisten von Ihnen haben wahrscheinlich schon von den Chakren bzw. den sieben Energiepunkten des Körpers gehört, wie sie in der Tradition des Yoga und Tantra erklärt werden. Dies sind die Punkte, an denen sich drei Hauptenergiekanäle des Körpers kreuzen. Diese drei wichtigsten Energiekanäle beginnen am unteren Teil des Rückens und gehen bis zur Spitze des Kopfs. Sie sind miteinander verflochten und formen an bestimmten Punkten die Chakren. Ich werde nicht im Detail auf die Chakren eingehen, da dieses Buch praxisorientiert sein soll. Interessierte Leser mögen meine Bücher, „Das Kamasutra für Frauen" und „Yoga Sutras von Patanjali", für ein präzises Verständnis der Chakren zu Rate ziehen oder andere Literatur zu Yoga und Tantrik konsultieren.

Chakra abhiyanga ist ein Ergebnis meiner eigenen Forschung und hat sich als sehr effektiv bewiesen, um den Körper und Geist zu beruhigen. Wir werden zwei von sieben Chakren mit Öl übergießen. Das erste ist das *nabhi chakra* bzw. der mittlere Energiepunkt des Nabels. Der Yoga Guru Patanjali schrieb in Yoga Sutra, dass die Konzentration auf das *nabhi chakra* zu dem Wissen über das Körperlabyrinth führe. Als Kinder wurden wir angehalten, täglich einen Finger voller Sesamöl in den Nabel zu geben. Es hilft, den ganzen Körper wohlauf zu halten. Von dieser Idee ausgehend sowie der *shirodhara*-Technik Keralas habe ich die *nabhi snanam*-Technik entwickelt, um den Körper geschmeidig und schön zu machen. Diese Technik wurde zuerst in meinem Buch über Schönheit im Jahr 2003 beschrieben. Seitdem habe ich es in vielen Seminaren gelehrt. Die Ergebnisse dieses *abhiyanga* sind sehr ertragreich für das physische Wohlbefinden und wecken ebenso unsere Sensibilität und Bewusstsein über unseren Körper, seine verschiedenen Teile und ihrer Koordination untereinander. Es ist eine sehr einfache Methode, und Sie können sie auch bei sich selbst anwenden.

Das zweite *abhiyanga* behandelt das *sahsrara chakra*, dass sich oben auf dem Kopf befindet, gewissermaßen außerhalb des Körpers. Insofern macht man *abhiyanga* genau an der Stelle über dem letzten Energiepunkt.

Nabhi Abhiyanga oder *Nabhi Snanam*

Um *nabhi abhiyanga* durchzuführen, benötigen Sie einen kleinen Topf, mit dem Sie Öl auf Ihren Nabel gießen können. Einige von Ihnen mögen bereits ein *Neti*-Kännchen besitzen, das dafür benutzt wird, beim Yoga die Nasenwege zu reinigen. Für *nabhi snanam* kann entweder ein *Neti*-Kännchen oder eine kleine Teekanne genutzt werden. Sie brauchen ca. 100 ml Massageöl auf Sesamölbasis oder einfach pures Sesamöl. In dem Prozess wird nach und nach warmes Öl aus dem Kännchen auf den Nabel fliessen gelassen. Machen Sie dies in folgenden Schritten:

1. Lassen Sie die Person sich auf den Rücken auf eine Matte oder Massagebank legen, die mit einer Gummimatte als Untergrund ausgestattet ist. Sie können diese Praktik auch bei sich selbst anwenden.

2. Sie sollten entspannt sein und in Ruhe. Ölen Sie fünf
   Minuten lang den Unterleib ein.

3. Konzentrieren Sie sich auf Ihren Bauchnabel.

4. Wenn Sie einen ruhevollen Zustand erreicht haben, träu-
   feln Sie ein paar Tropfen Öl auf den Nabel und lassen Sie
   Ihren Finger dort für ungefähr eine Minute ruhen.

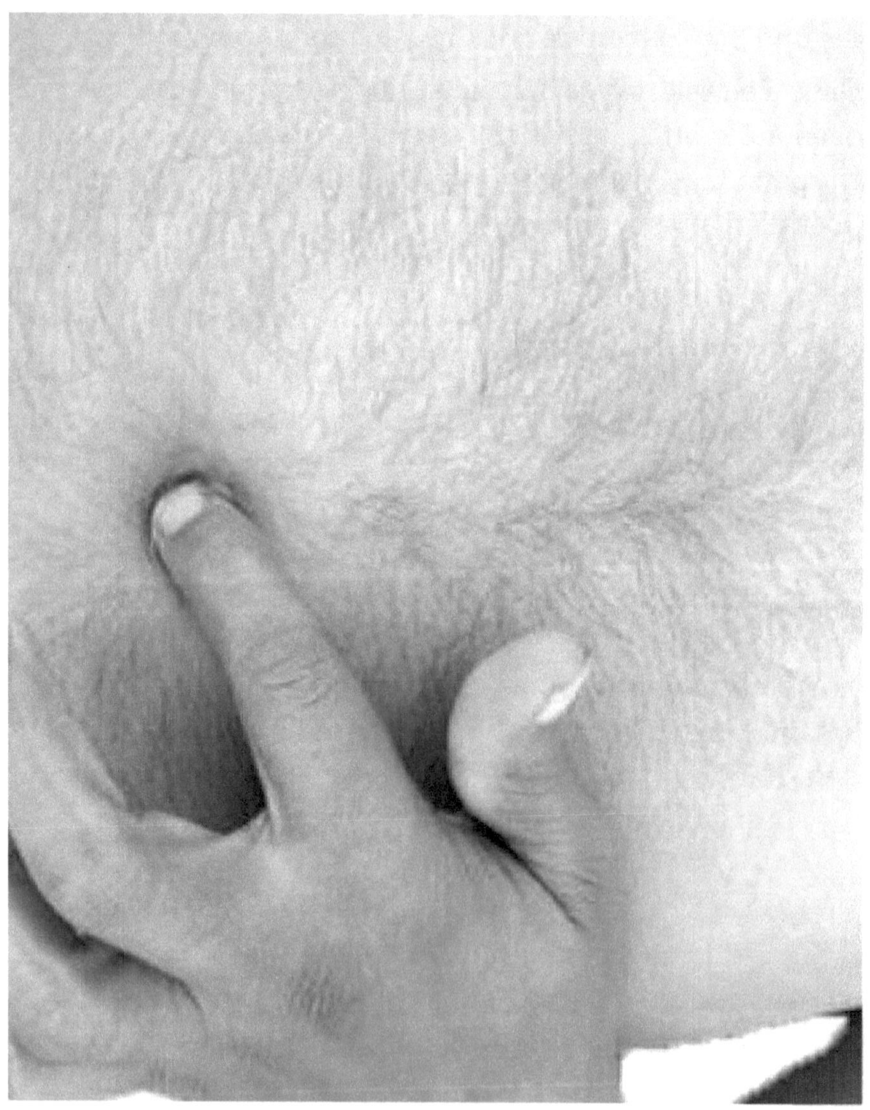

5. Nehmen Sie Ihren Finger weg. Greifen Sie das Ölkännchen mit ca. 50 ml warmen Öls und halten Sie es in einem Abstand von ca. 30 cm über den Nabel. Beginnen Sie, das Öl in einem sehr dünnen und feinen Strahl auf den Nabel fliessen zu lassen. Machen Sie weiter, bis das Öl zu Ende ist. Lassen Sie die Person nach der Behandlung für mindestens 15 Minuten ausruhen.

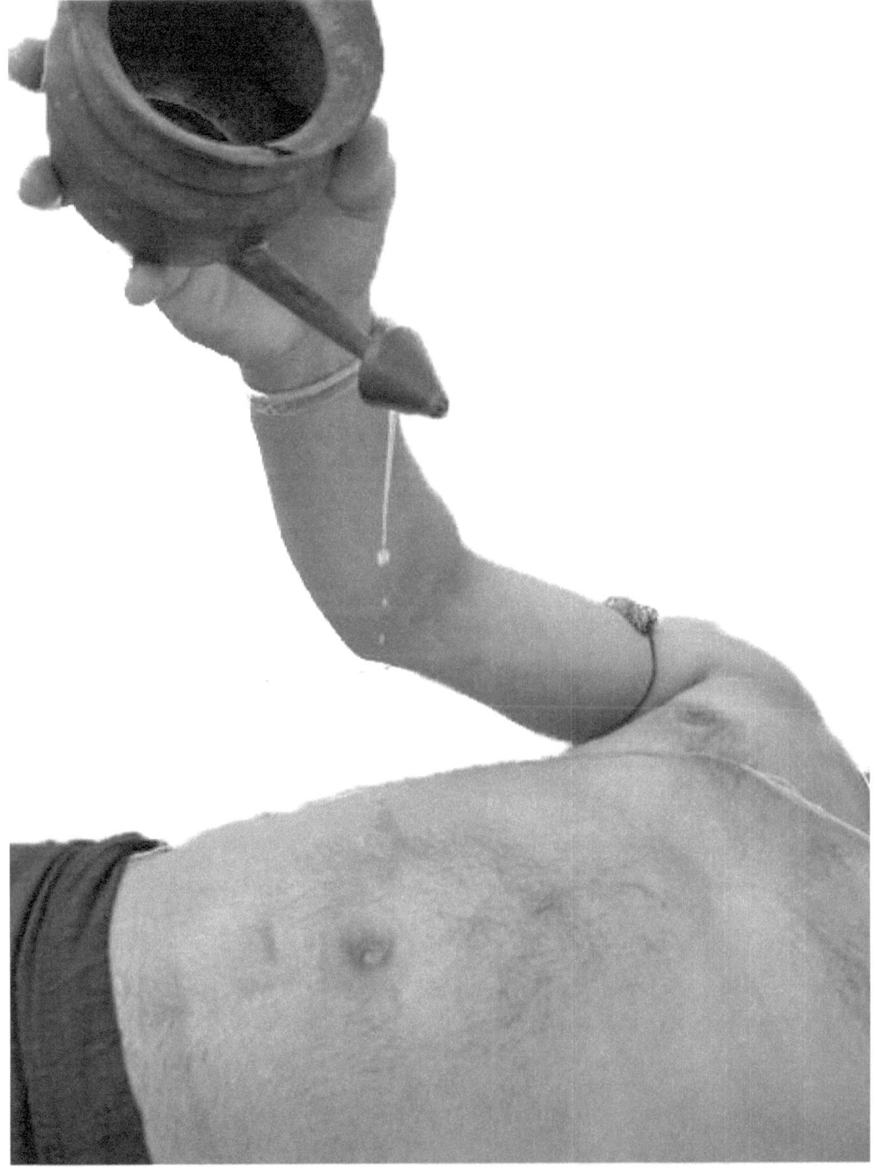

Sahasrara Abhiyanga

Sahasrara ist das siebte und höchste Energiechakra und oben auf dem Kopf lokalisiert. *Sahasrara* bedeutet tausend Blütenblätter (Lotus). Die meisten von Ihnen kennen sicher *shirodhara*, bei dem Öl auf Ihre Stirn getropft wird. Eigentlich ist *shirodhara* eine Praktik für Patienten mit Geistesstörungen, heutzutage jedoch ist es eine Mode, dies in Spas anzubieten. Es gibt noch eine andere Methode als *shirodhara*, die *shirobasti* genannt wird. Bei dieser Praktik wird der Kopf auch von oben mit Öl getränkt. Mit einem Stirnband um den Kopf setzt sich die Person hin, und ihr Kopf wird mit Öl begossen. *Sahasrara abhiyanga* ist eine ähnliche Methode wie *shirobasti*, aber hier konzentriert man sich auf die Spitze des Kopfes und das Öl wird nur in kleinen Mengen gegossen. Die Konzentration auf einen Punkt (*ekagrata*) sollte von beiden geübt werden, sowohl von dem/r Masseur/in wie auch der behandelten Person. Führen Sie folgende Schritte durch:

1. Für die Erzielung des besten Ergebnisses massieren Sie Ihre Kopfhaut mit Sesamöl oder dessen Zubereitung mit Kräutern. Es ist empfehlenswert, das komplette *champi* vorher durchzuführen.

2. Binden Sie ein Band um die Stirn, das verhindert, dass das Öl in Ihre Augen fließt.

3. Setzen Sie sich bequem hin, führen Sie Ihre Hand etwas oberhalb Ihres Kopfes und machen kreisförmige Bewegungen. Konzentrieren Sie sich auf den obersten Teil Ihres Kopfes.

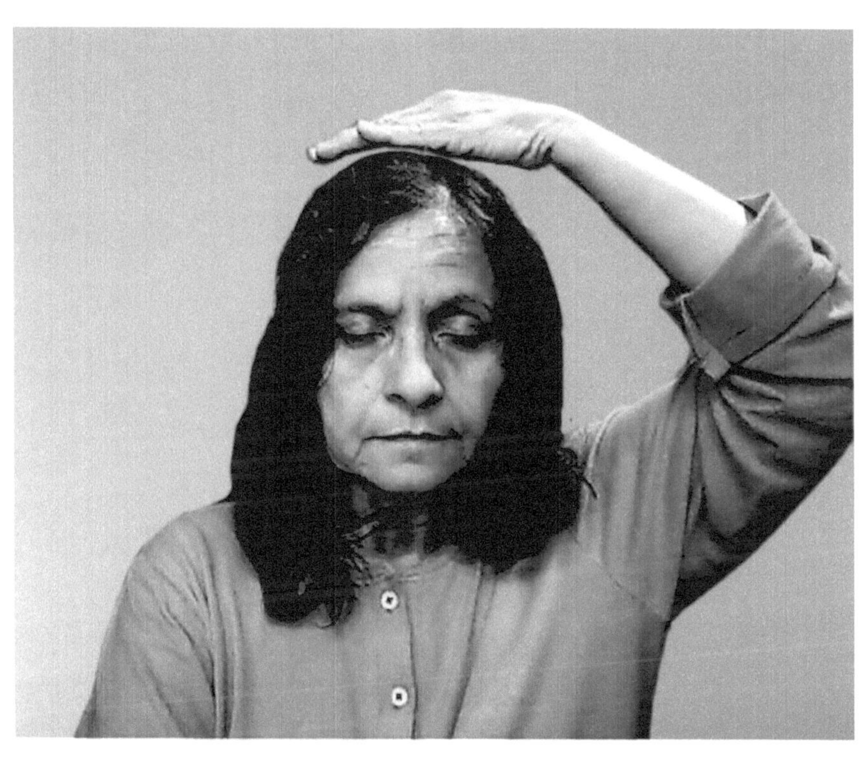

4. Wenn Sie eine stabile Konzentration erreicht haben, lassen Sie das Öl genau auf die Mitte Ihres Kopfes fliessen. Verwenden Sie ca. 30 ml Öl in Zimmertemperatur. Das sind ca. 2 Esslöffel.

5. Nach der Ölung bringen Sie Ihre Hand erneut über den Kopf wie vorher und ruhen Sie für eine Weile. Normalerweise fühlt man sich nun sehr entspannt und nickt ein. Daher sollte man eine Unterlage aus Gummi bereitlegen, auf der man sich mit den geölten Haaren ausstrecken kann.

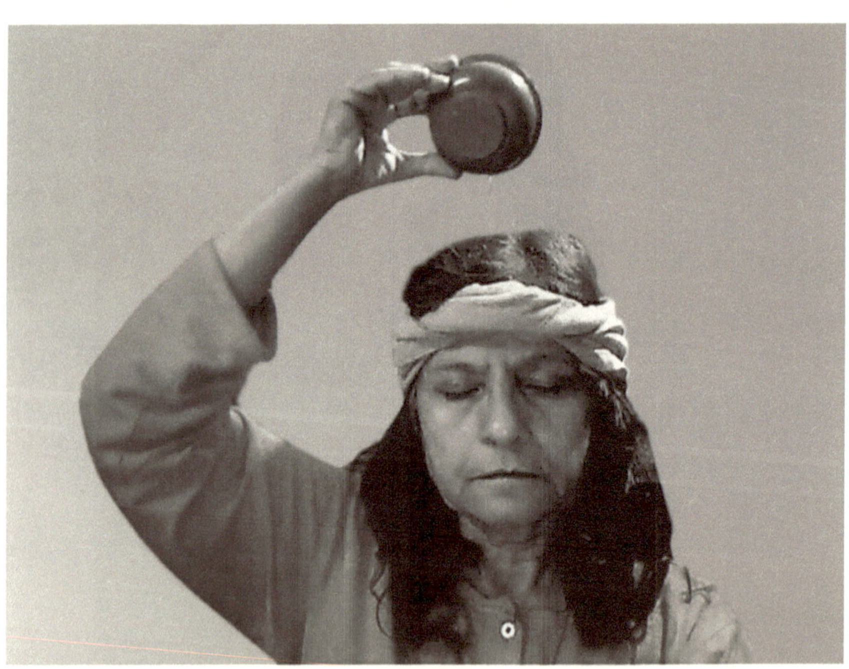

Schlußbemerkungen

Öl hat bewahrende und schützende Qualitäten. Die antike indische Essenstechnologie beinhaltet die Lagerung von Gewürzen und Gemüse mit Öl. Wir sollten diese Qualität des Öls anerkennen und es für bessere Haut, stärkere Muskeln und Knochenstruktur nutzen, und um widerstandsfähiger und schockresistenter zu werden. Dies alles kann durch reguläre Ölanwendung des Körpers erreicht werden. Die Praktik, sich einzuölen und alle Körperteile mit Öl zu sättigen, sollten Sie in Ihr Leben integrieren. Sie sollte ähnlich wichtig werden wie Zähneputzen, Duschen oder zur Toilette zu gehen. Oder andersherum, die Verpflegung des Körpers mit äußerlicher Ölanwendung sollte so wichtig sein wie seine Ernährung durch Essen.

Das Wissen hier in diesem Buch kann sowohl von Experten wie von Familien und einzelnen Individuen genutzt werden. Diejenigen unter Ihnen mit wenig Massageerfahrung können dennoch die Methoden der Ölanwendungen durchführen. Denken Sie an den wertvollen Nutzen von Öl und beginnen Sie mit der Anwendung bei sich selbst. Sie werden die Ergebnisse selbst herausfinden. Nach und nach werden Sie Ihren Körper entdecken und erfahren und seine sensiblen Bereiche kennenlernen. Wenn Sie sich an die Instruktionen in diesem Buch halten, können Sie nichts falsch machen. Allerdings können Sie durch alleiniges Lesen des Buchs kein/e Masseur/in oder Massagetherapeut/in werden. Diejenigen von Ihnen, die Massage erlernen wollen, um andere zu heilen, benötigen ein Grundlagenwissen über Ayurveda, und man muss die Methoden sowohl von diesem Buch wie auch einem erfahrenen Lehrer lernen. Der Unterschied zwischen Selbsthilfe und Therapie von anderen besteht darin, dass dem Therapeut viele, verschiedene Situationen begegnen mit all den unterschiedlichen Individuen, welche er zu heilen versucht. Darüberhinaus haben Personen, die zu einem Therapeuten gehen, bereits bestimmte Beschwerden, daher braucht der Therapeut ein gründliches Training für den Umgang mit verschiedensten Fällen. Im Gegensatz dazu kann ein gesundes Individuum, das diese Selbsthilfe-Techniken für seinen Körper verwendet, eine falsche Aktion sofort feststellen und stoppen. Dieses Buch hilft außerdem denen, die öfters ein Spa aufsuchen, um eine gute Gesundheit zu bewahren, oder selbst von professionellen Masseuren/innen behandelt werden, die Qualität der Massagebehandlung einschätzen zu können.

Ich möchte dem/r Leser/in vorschlagen, Eigeninitiative zu entwickeln, sich selbst gesund, stark und schöner zu machen, indem man sehr wenig Geld und etwas Zeit investiert. Es ist unsere oberste Pflicht (in Ayurveda *svadharma* genannt), unsere Gesundheit zu erhalten und Beschwerden vorzubeugen. Bitte lesen Sie die Zitate auf den Seiten 17-18 erneut, um zu erkennen, dass die Weisen diese Tatsachen zu Leben und Heilung schon viele tausend Jahre zuvor aufgedeckt haben.

Anmerkungen

1. Für Details zur Familienmassage sehen Sie bitte mein Buch *Ayurveda: Der Weg des gesunden Lebens*

2 In den *Martial Arts* des alten Indiens und der Kriegführung wurde das Wissen um die *marma* ebenfalls genutzt

3 *Sushruta Samhita*, Sharirasthanam, VI, 15

4 Für weitere Informationen zur Schönheit von Körper und Haaren sehen Sie bitte mein Buch: *Das Ayurveda Schönheitsbuch*. Dieses Buch ist in Deutsch, Spanisch, Slowenisch und Englisch veröffentlicht. Der Leser sei daran erinnert, daß Schönheit von den inneren Funktionen des Körpers abhängt. Für viele Probleme wie Haarausfall oder schlechte Haut müssen wir das *Agni* oder das Verdauungsfeuer des Körpers behandeln, in Verbindung mit äußeren Ölanwendungen.

5 *Triphala* (auch *trifala* geschrieben) ist ein Pulver aus drei Himalaya-Früchten gleicher Menge. Weitere Hinweise über seine Qualitäten finden Sie in meinem Buch: *Das Ayurveda-Programm für jeden Tag*

6 Das Wort Shampoo kommt von *champi*. In verschiedenen Gegenden Indiens wird *champi* wie champi oder Shampi ausgesprochen.

7 Mehr über Sinusprobleme erfahren Sie in meinem Buch *Ayurveda, Der Weg des gesunden Lebens*

Über Dr. Verma

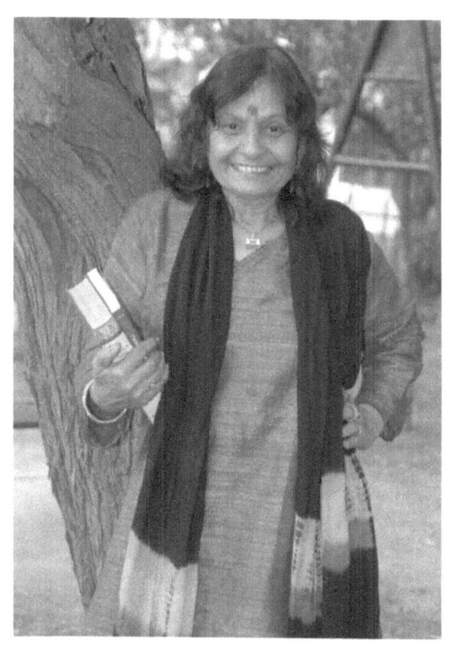

Neben dem Doktorat in Reproduktionsbiologie in Indien studierte Dr. Verma Neurobiologie an der Universität Paris und promovierte zum zweiten Mal. Sie forschte am National Institute of Health, Bethesda (USA) und am Max-Planck-Institut in Freiburg. Auf dem Höhepunkt ihrer Karriere in der medizinischen Forschung in einem Pharmaunternehmen in Deutschland erkannte sie, dass der moderne Ansatz der Gesundheitsversorgung im Grunde fragmentiert und nicht ganzheitlich ist. Außerdem richten wir alle unsere Bemühungen und Ressourcen darauf aus, Krankheiten zu heilen, anstatt die Gesundheit zu erhalten. Daraufhin gründete Dr. Verma 1986 die New Way Health Organisation (NOW), um die Botschaft des ganzheitlichen Lebens, präventive Methoden für die Gesundheitsvorsorge und den Einsatz von sanfter Medizin und verschiedenen therapeutischen Selbsthilfemaßnahmen zu verbreiten.

Dr. Verma ist in einer starken Familientradition des Ayurveda mit einer Großmutter aufgewachsen, die eine große ayurvedische Weisheit besaß und eine begabte Heilerin war, die Menschen regelmäßig behandelte. Seit 23 Jahren studiert sie Ayurveda auf die traditionelle Guru-Shishya Weise bei Acharya Priya Vrat Sharma von der Benares Hindu Universität.

Dr. Verma ist eine leidenschaftliche Forscherin und arbeitet hart daran, die lebendige Tradition des Ayurveda zusammenzustellen und durch ihre Bücher und andere Aktivitäten in der Welt zu verbreiten. Sie hat achtundzwanzig Bücher über Yoga, Ayurveda, Frauen und Gesellschaft veröffentlicht. Die Bücher erscheinen in verschiedenen Sprachen der Welt. Daneben hat sie zahlreiche wissenschaftliche Artikel veröffentlicht. Weitere Bücher sind in Vorbereitung. Sie hält umfangreiche Vorlesungen, unterrichtet mehrere Monate im Jahr in Europa. Ein Film über Ayurveda mit ihr wurde 1995 vom deutschen Fernsehen gedreht und in 100 Ländern, in 130 Sprachen und auch auf Doordarshan gezeigt. Es war der erste Film über Ayurveda. Dr. Verma schreibt regelmäßig Kolumnen und Artikel für verschiedene wichtige Zeitschriften wie Ayurved Sutra, Dharohar, Ah Zindagi, Life Positive und andere. Ihre Bücher und Artikel befassen sich mit praktischen Aspekten des Ayurveda und berühren das Leben vieler Menschen im In- und Ausland.

Dr. Vermas größter Beitrag ist die Erforschung der ayurvedischen Esskultur und der lebendigen Tradition zur Heilung von Frauenbeschwerden und -leiden. Sie hat internationale ayurvedische Rezepte beschrieben, um unserem modernen Leben und modernen Geschmack gerecht zu werden. Sie sagt, dass nicht jede indische Speise ayurvedisch ist und ayurvedisches Essen nicht indisch sein muß - es ist alles eine Frage des Ausbalancierens. Auch diese Bücher werden in verschiedenen Sprachen veröffentlicht (siehe nachfolgende Buchliste).

Dr. Verma hat die Charaka School of Ayurveda gegründet, um interessierte Menschen mit echter ayurvedischer Ausbildung zu schulen, damit sie das Wissen über die ayurvedische Lebensweise weitergeben und Menschen davor bewahren können, Opfer der Scharlatanerie im Ayurveda zu werden. Es handelt sich nicht um ein kommerzielles Vorhaben, sondern um die Vermittlung von Wissen nur an die zutiefst Interessierten und an Schulkinder. Sie führt mehrere Forschungsprojekte zu Arzneipflanzen und deren Kombination in Form von Heilmitteln durch. Sie ist Gründerin und Vorsitzende der Ayurveda Health Organisation, einer gemeinnützigen Stiftung zur Verbreitung und Förderung von ayurvedischen Hausmitteln und Yoga-Therapien in ländlichen Gebieten Indiens. Sie hält regelmäßig Vorträge und Workshops für Schulkinder in den ländlichen und abgelegenen Gebieten des Himalaya, um die Weisheit der traditionellen Wissenschaft und Medizin zu fördern. Innerhalb dieser Stiftung ist es ihr Hauptprojekt, eine Schule in Indien zu gründen, um arme Kinder neben der Ausbildung in verschiedenen praktischen Aspekten des Ayurveda wie Kochen, Herstellung spezieller Gewürzmischungen, Marmamassage, Hausmittel usw. zu schulen, damit sie in der bevorstehenden Ayurveda-Revolution in Indien eingesetzt werden können. Der wichtige Aspekt dieser Schule ist es, die Weisheit der Volksmedizin zu bewahren, die in fast allen Teilen Indiens lebendig ist. Besonders talentierte Menschen werden in diese Schule eingeladen, um die Schüler zu unterrichten. Die Schule ist nach ihrem legendären Guru Acharya Priya Vrat Sharma benannt.

Dr. Verma spricht Hindi, Punjabi, Französisch, Deutsch und Englisch und verfügt über Sanskrit-Kenntnisse.

Veröffentlichungen von Dr. Verma

1. Gesundheit durch Yoga und Ayurveda: Patanjalis Yoga-Sutras und ihre Anwendung auf Ayurveda (Englisch, Hindi, Deutsch)

2. Ayurveda – der sanfte Weg zur inneren Harmonie: Ernährung, Sexualität und Heilung (Englisch [USA, Indien], Deutsch, Italienisch, Französisch, Hindi, Slowenisch, Rumänisch)

3. Ayurveda – Der Weg des gesunden Lebens (Englisch [USA, Indien], Deutsch, Italienisch, Französisch, Hindi, Portugiesisch, Tschechisch, Slowenisch, Rumänisch).

4. Das Kamasutra für Frauen (Englisch [USA, Indien], Deutsch, Französisch, Holländisch, Italienisch, Portugiesisch, Hindi, Malaysisch)

5. Ayurveda : Gesund und erfolgreich im Alltag und Beruf (Deutsch, Englisch [USA und Indien], Hindi)

6. Das Ayurveda-Programm für jeden Tag (Deutsch, Tschechisch, Französisch, Slowenisch, Englisch)

7. Die Lebensküche – meine besten Ayurveda Rezepte (Englisch, Deutsch, Tschechisch, Hindi)

8. Natürlich leben mit Yoga (Englisch, Deutsch, Französisch, Italienisch, Slowenisch, Hindi)

9. Mit Ayurveda zu erfüllter Partnerschaft (Englisch, Deutsch, Hindi)

10. Das Ayurveda Schönheitsbuch (Englisch, Deutsch, Spanisch)

11. Abnehmen und schlank bleiben mit Ayurveda (Englisch, Deutsch, Slowenisch, Tschechisch, Hindi)

12. Das zeitlose Wissen des Ayurveda (Englisch, Deutsch)

13. Prakriti und Puls – Die Rätsel des Ayurveda (Englisch, Deutsch, Hindi)

14. Ernährung für Hunde: aus ayurvedischer Sicht (Englisch, Deutsch)

15. AUM: Unendliche Energie (Englisch, Deutsch)

16. Diet for Losing Weight (Auszug aus Buch Nr. 11)

17. Pulsdiagnose in der Chinesischen Ayurvedischen Medizin (Deutsch)

18. Shivas Geheimnis (Englisch, Deutsch)

19. Demenz-Prävention (Englisch, Deutsch)

20. Ayurveda-Massage: Das Handbuch für die Selbstbehandlung (Englisch, Deutsch)

21. Numerology (Englisch, Deutsch, Slowenisch)

22. Ayurveda für Hunde (Englisch, Deutsch)

23. Nummerologie: Auf der Grundlage vedischer Tradition (Englisch, Deutsch)

24. Die Ayurveda Apotheke (Englisch, Deutsch)

25. Gesund durch Ayurveda. Die Basis des indischen Heilwissens für ein langes Leben (Deutsch, Englisch)

26. Ayurveda and Yoga as Preventive medicine and their Integration in National Healthcare system (*im Druck*) (Englisch)

27. A Graceful Exit from this World: Preparing oneself for a Good Death (*im Druck*)

Das Himalaya-Zentrum

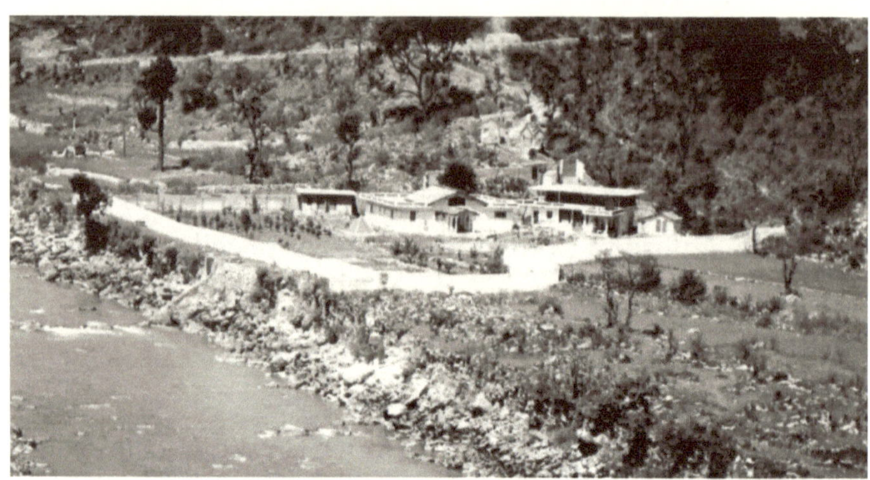

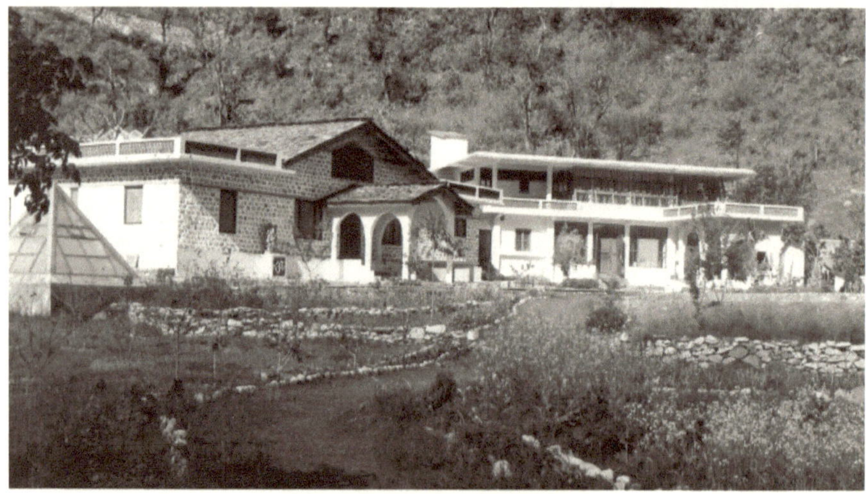

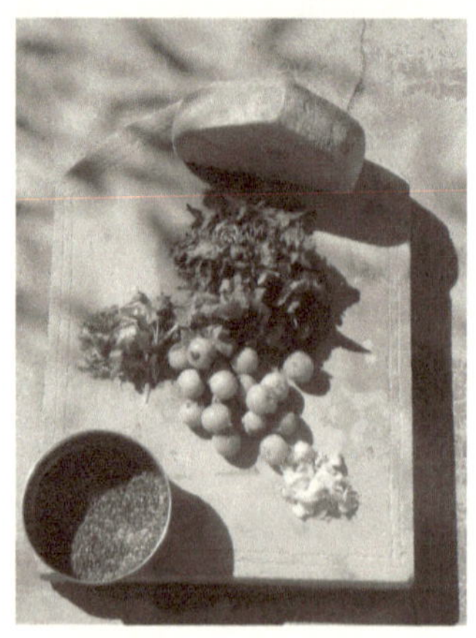

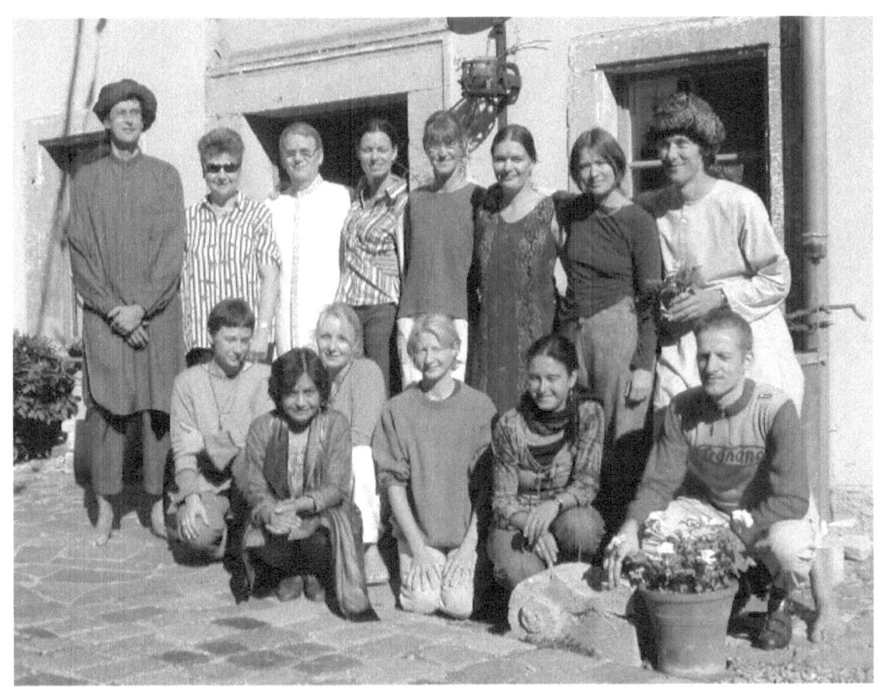

Vorlesungen, Seminare und Trainingsprogramme

Für ausführliche Informationen über die Charaka Schule für Ayurveda und unsere anderen Programme in Indien und Europa besuchen Sie unsere Webseite oder mailen uns.

The New Way Health Organisation .NOW.
A-130, Sector 26, Noida 201301, U.P., India
Tel. 0091 (0)120 2527820 oder (0) 9873704205 oder (0)9412224820
Email: ayurvedavv@yahoo.com
Website: www.ayurvedavv.com